JN114115

妻「典子」を看取って

施設でのACP実践とまごころの看取り

小崎　武

東京図書出版

はじめに

　死は、誰にもいつかは必ず訪れます。

　今の日本社会では、「現実の死」から遠ざけられているような状況にあります。医学・医療が進歩し、医療は国民皆保険制度のため、病気になれば多くの方が入院治療を受けます。

　高齢者世帯における在宅療養の場合では、身体が衰弱すれば家族介護力が不十分のため、介護施設に入所することになります。そして最期は、病院や施設で迎えることになり、家族による看取りの機会は殆どなく、現在死の現場に立ち会う人はごく少ないと考えます。

　私の子ども時代は、太平洋戦争の時期でした。家族の死は、大抵自宅で迎えていました。

　私の祖母は、お腹に水が溜まる病気でした。自分で歩けるうちは、近くの診療所を受診していました。病気が進行して通院できなくなると「かかりつけ医の先生」の往診をお願いしていました。かかりつけ医の先生の往診には、看護師さんが往診鞄を持って一緒に来て下さっていました。

　祖母はお腹に水が溜まる病気でしたので、時々腹水を抜いてもらっているようでした。今、思うと肝硬変の末期ではなかったかと思っています。

　最期まで、殆ど苦しむことなく、穏やかに亡くなりました。亡くなった後は、自宅で枕経をあげ、葬式を執り行い、

自宅から霊柩車で火葬場へ行き、火葬してもらいました。

　その時代は、どこの家庭でも同じようにしていましたので、「人の死」は身近な出来事で、ライフ・イベントの一つでした。

　しかし、現在在宅で亡くなる方もありますが、殆どの方が病院か施設で亡くなり、家族が亡くなる方の臨終に立ち会うことが少なくなりました。死後は葬祭場に直行し葬儀を執り行うことになり、家族が直接「死に逝く人のケア」に携わることが少ない時代となりました。

　今、私は老健施設の医師をしていて、施設で自ら妻典子を看取りましたので、その経緯を辿り、「現代の老健での死と真心のエンド・オブ・ライフ・ケア」について考えてみたいと思います。

目　次

I. 本　文

　現在の病院は、「死に逝く人々の医療」において自然科学的アプローチによる理論と技術に熱心なあまり、置き去りにしてきたことがあります。それは患者さんに向き合い、寄り添い、患者さんのニーズに応えるべき真心のケアであります。それを医療側がいち早く気付き実施してこなかったために、今日においては生命倫理学、法律学、哲学、宗教学など人文社会系の学者から指摘されて、問題解決が進められています。

　他方、「現代の人たちが、日々の生活の中で死に向き合うすべを見失っているのではないか」という問いは、早くから投げかけられていました。

　そういう時代背景の中で1960年代から欧米ではホスピス運動が拡がり、シシリー・ソンダース（Cicely Saunders）は1967年ロンドンのシドナム地区にセントクリストファー・ホスピス（St. Christopher's Hospice）を設立しました。これを契機に諸方面から注目を集め、死の看取りの実践が世界的な広がりをもって脚光をあびるようになりました。

　それ以前からさまざまな形で芽生えていた学問的試みが求心力を得て拡充し、1970年代に死生学とか、死の研究（Thanatology, Death Studies）などと訳すべき領域が急速に成長していきました。

こうした試みの影響は、日本の医療、介護の現場にも次第に浸透していきました。1981年には浜松の聖隷三方原病院に日本初のホスピスが設立され、以後日本でもホスピスが必要だという認識が急速に広がっていきました。

　日本における介護の領域では、公益社団法人全国老人保健施設協会（学術委員会）が平成24年（2012年）3月に「介護老人保健施設における看取りガイドライン」を、私どもの医療法人清水会介護老人保健施設では平成26年（2014年）2月に「ターミナルケアに関する指針」を、そして「ターミナルケア・マニュアル」を豊明老人保健施設で2014年4月作成、2018年12月改定、2022年2月再改定を致し、施設において看取りを実施しています。

■老健の看取り

　厚生労働省「人口動態統計年報」（資料1）をみると、昭和51年（1976年）を境に自宅で死亡する人と医療機関で死亡する人の割合が逆転しました。今では年間死亡数のうち約8割が病院、あとの約2割が施設と自宅です。
　その原因は、核家族による生活様式の変化、医療保険制度の充実、医療技術の進歩、近代日本人の死生観も関係しています。身近なところから「死」をできるだけ遠ざけてきた結果、いつしか私ども日本人にとって死はタブー・トピックとなってしまいました。このことが日本において「事前指示

書、意思表示書、Living Will」が普及しにくい理由の一つに
なっています。

　死を嫌悪し、日常的に死を考え、語る習慣を持たずにいま
すと、いざ現実として死に直面した際、いたずらに恐怖を抱
き、動揺します。結果、貴重な人生の最期の時間を病院にま
かせてしまうことになりました。

　医療は、治療の場です。従って、死に対して徹底的に抗い
闘うのが医療であり、医師は宿命的に最期まで患者を生かす
手立てを施さざるを得ません。こうした状況のもと、本当に
納得できる人生の終え方をしている人は、どのくらいいるで
しょうか。

　今後、「高齢多死時代」を迎えるにあたり、私どもは、こ
れまで見て見ぬふりをしてきた「死」について、真剣に考
え、よりよい死への準備をする時期に来ていると考えます。

　ようやく日本においても、積極的に死を語るという風潮が
生まれつつあるのは確かです。「尊厳死」「平穏死」「安楽死」
という言葉も、以前に比べれば周知が進んでいます。

　老健施設で看取りを行った家族からは「とても満足してい
る」との意見が多数を占めることから、老健施設としても、
確実に高まりつつある看取り需要について最早看過できませ
ん。

　老健施設での看取りについて、家族の約9割が「満足」と
いう評価もあります。老健施設では、必要最小限の医療行為
がなされるのみで、自然な環境のなか、なじみのある職員や
家族に見守られながら穏やかな最期を迎えることができま

す。

「病院では身体看護はできるが、精神看護をする余裕がない」とよく言われており、実際医療機関での看取りを経験してきた看護師は「同じ看取りでも、施設の方がケアする職員の側も満足度が高い」と言います。

看取りを行う施設としては、個室を用意したり、最低限の医療機器（酸素濃縮器、吸引器、加湿器、心電図モニターなど）を揃えるイニシャルコストはかかります。

管理医師は看取り対象者への24時間対応への覚悟が必要ですが、私どもの施設は当直医がいますので、休日夜間に死亡例があっても問題はありません。

仮に当直医体制がない場合には、医師とて人間であり、不眠不休で働くわけにはいきませんので、ある程度割り切り、無理のない範囲で臨機応変に臨めばよいと思います。万が一、夜中に亡くなることがあった場合でも、24時間以内に出勤し、死亡判定を行えば法律上問題はありません。

しかし、これは医師でも誤解していることが多いと思います。医師法第20条の解釈は、「患者の死亡後24時間を超える場合は、死亡診断書は書けず、死体検案書を交付しなければならない」と誤解されているという点であります。この件については誤解が多いため、平成24年8月31日付医政医発0831第1号で、第20条但し書きとして改めて以下のように通知されています。

「診療中の患者が、診療後24時間以内に当該診療に関連した傷病で死亡した場合には、改めて診察をすることなく死亡診断書を交付し得ることを認めるものである。このため、医師が死亡の際に立ち会っておらず、生前の診察後24時間を経過した場合であっても、死亡後改めて診察を行い、生前に診療していた傷病に関連する死亡であると判定できる場合には、死亡診断書を交付することができる」とあります。

　但し、職員と家族には、あらかじめ「夜中に亡くなった場合などは、直ぐに駆けつけるのではなく、翌朝になってからの診断となってもよい」という了解を得ておくことが大事です。

　最も大事なことは、看取りに入る前に本人、家族に対して十分時間をかけて、誠心誠意事前説明を行うことです。

　もう一つ大事なことがあります。それは、介護職が多い職場です。看護職と違い、介護職の職員は「人が亡くなること」に免疫のない職員が多く、特に核家族で育ち、身内の死に遭遇したことのない若い世代の介護職には「看取り教育」が必須です。

Ⅱ. 小崎典子の看取り経過

　まずは、本書のメインテーマである妻典子の病気経過について述べます。

　小崎典子は昭和15年（1940年）4月15日生まれの、82歳です。

　既往歴には、上飯田第一病院で2016年3月白内障の手術を受けました。

2016年6月6日　ラクナ脳梗塞を起こし愛知医科大病院へ入院治療し、軽い左側麻痺を残しました。

2018年5月20日　左変形性膝関節症のため愛知医科大病院整形外科で人工関節置換術を受けました。

2018年8月17日　自宅台所で転倒し、左人工膝関節周囲骨折を起こし、観血的整復固定術を受けました。

2020年9月12日　リハビリ目的で木村病院へ転院し、リハビリを受け、その後自宅へ退所できるように継続リハビリ目的で虹ヶ丘老人保健施設へ移りました。

　入所当初は自宅への退所を目標として、日常生活動作を自分でできるように支援を受けました。

　車いす自操は見守りで行える。ベッド⇔車いす移乗は見守り。排泄時トイレでは下着とズボンの上げ下げは声掛けと一部介助にて可能。夜間はトイレ誘導からオムツ対応となった。食事動作や摂取状況に問題はない。活動は体操の自主ト

レーニングや多人数での体操や活動へも積極的に参加しており、運動への意欲は高い。

　しかし、自宅へ退所した場合、老老介護となり、家族に不安があるため、転所の運びとなりました。

令和３年（2021年）７月12日　豊明老人保健施設へ転所となりました。介護度５、日常生活自立度（身体）B-2、日常生活自立度（認知症）Ⅱa（資料２、資料３）、HDS-R 6/30。

　この段階で、第２回の ACP を行いました。

　話が遡りますが、第１回の ACP（Advance Care Planning：愛称・人生会議）は典子にフレイルの症状が現れ、ラクナ脳梗塞が起きたとき（2016年）、まだ医療・介護ニーズにおいて緊迫した状況下にはありませんでしたので、「余生をどう送るか、そして医療・介護はどのように受けたいか」について私ども夫婦、そして娘、孫を含めて話し合いました。その際典子は「今後、突然心肺停止が起きたとき、心肺蘇生術は受けたくない。痛み、苦しみがあれば、緩和療法を受けるにとどめたい」と言いましたので私どもは典子の意思を理解し、共有して、話し合いを終えました。

　その後、左変形性膝関節症を患い、人工関節置換術を受け、在宅療養中に台所で転倒し、手術部位を骨折し観血的手術を受けました。術後、移動は車いすを使用、排泄は一部介

助、入浴は全介助となり、日常生活自立度（ADL）は著しく低下しました。この段階で、医療・介護ニーズが非常に高まってきましたので再度（第2回）ACPを行い、本人の人生最終段階の医療・介護について私ども夫婦と娘、孫とで話し合いましたが、やはり、痛み、苦しみを抑える緩和療法を受けての自然経過を希望するということで、本人の意思に変化のないことを確認いたしました。以上を私どもは、典子の意思として尊重し、理解し、共有して豊明老健へ移ることに決めました。

令和3年（2021年）7月12日　豊明老人保健施設へ転所となりました。

　バイタルサイン：体温 36.9℃、脈拍 106/分、血圧 124/72、SpO_2 95％

　介護：①栄養 普通食、②排泄 昼間リハパン、パット、夜間オムツ、③入浴 特浴、④移動 車いす

　入所時検査結果：胸部レントゲン写真　CTR 58％

　心電図：洞性頻脈、前壁中隔梗塞、左室肥大

　血液検査：CRP 0.05、白血球数 5,180、赤血球数 458万、血色素 14.7、血小板数 24万

　血清生化学：TP 7.3、Alb 4.1、T Chol 292、BS 315、K 3.3、HbA1c 7.7

　令和3年7月16日　病名追加：2型糖尿病　食事変更：糖尿病食1,200kcal、軟飯、形

　追加薬剤処方：トラゼンタ（5mg）1錠/朝

　以後、10カ月体調に変化はありません。

令和４年５月６日　本人から自宅へ電話がかかってきました。

　そして「もうこの施設にいるのは嫌だ」と言いました。

　元々神経質な性格で、他人の言動を気にする人です。トイレのことでスタッフの手を煩わすことを気にしているところへ、排尿回数が多いと言われることがあり、耐えられなくなったようです。

　排尿を我慢する訓練をしてもらいましたが、入所生活をしていて他に考えることがないと排尿のことばかり考えてしまい余計に神経が昂ぶりさらに頻尿となる悪循環の結果、「もうこの施設は嫌だ」という言葉が出る結果に繋がったと判断し、フラボキサート（200）錠を１日２錠、朝夕１錠ずつ内服することにしました。

令和４年８月21日日曜日14:00　微熱、食欲不振、発語不良を当直医に上申し、診察の結果、当直医のカルテ記載「明らかな麻痺の出現など脳血管障害発症はない様子、微小な脳梗塞発症は否定できないが、従来のADLから仮に脳梗塞があっても治療方針の変更はない様子。このまま様子を見る。」処置は発熱時カロナール（200）１錠内服の指示が出されました。

同日17:00　主任相談員から自宅へ電話があり、「尿失禁があり、微熱があり、血圧が高い。動脈血酸素飽和度は悪くはない」と連絡がありました。

同日18:00頃　施設へ電話をして、本人に自宅へ電話するようにお願いしました。夜勤の看護師さんの介助のもと電話が入りました。本人の呂律が回らず、何を言っているのか、分からない状態でした。

翌8月22日朝7:30　居室訪問しました。
　居室に入り、本人の顔を見たとたん驚きました。顔面は能面のように表情がなく、私が訪室したことが分かりません。呼名しても、返事が返ってきません。四肢の硬直はありません。
　体温 36.9℃、脈拍 30/分、血圧 163/85、SpO$_2$ 94%、BS 127 mg/dl

脳梗塞発作時のMonologue：
　当直医は、脳梗塞が起きている可能性を考えた記載がカルテ上にあります。しかし、次の日、8月23日に行った頭部CT検査に脳梗塞の像は写っていませんでしたが、その次の日、8月24日に撮ったCT画像上に、左中大動脈領域の被殻から放線冠にかけて広範囲に低吸収域を認め、はっきりした梗塞像が出ていますので、CT検査は本事例では早期診断に役立たなかったようです。
　脳梗塞後遺症の恐ろしさを考えたら、私であれば呂律が回らない症状が出たとき速やかに三次救急病院へ紹介して、MRI検査を行い、早期に診断を確定して4.5時間以内にt-PA療法を行うことができたかもしれないと悔やんでいます。

　現実には、患者が高齢者であり、いろいろな病気の既往歴があることから、その決断はリスクが大きいとも考えます。

　後から考えると、脳梗塞の発作が、日曜日の夕方、老人保健施設で起きたことが「運が悪かった」と諦めるより仕方ないのかもしれません。

　典子の状態は、豊明老健で経過を診ていてよい状態ではありません。脳梗塞の発症を考え、医療法人清水会相生山病院に連絡しました。緊急受診が必要と判断し、ストレッチャーに乗せ、施設の車で相生山病院へ搬送しました。新型コロナウイルス感染症の流行時でありましたから、病院へ到着時玄関わきの控室でCOVID-19とインフルエンザの抗原検査を行い、結果を待つ時間に典子は私の方を向き、目に涙をいっぱい浮かべ、少し動く左手を差し出してきましたので、握ってやると強く握り返してきました。意識はなく、言葉も出ない状態ではありますが、私を夫と分かってか、生死を彷徨いながら典子は魂の悲鳴 Spiritual Cry をあげ、今生の別れを告げているように受け取れました。私は、この時要介護高齢者の典子が、四肢麻痺、嚥下障害、言語障害、認知症を患う障害高齢者になってしまうことを予知しました。生来やさしく、明るい性格で、しっかり者で、よく働き勤勉な典子は、これを境にこの世からいなくなる寂しさ、悲しさを自分自身に言い聞かせ、覚悟を新たにさせられました。

　外来で行った検査結果では、COVID-19並びにインフルエンザ両方の抗原は陰性でした。MRI検査をしておれば、恐

らく所見が出ているかと推測しますが、頭部CT検査には、出血や梗塞の所見は、認めませんでした。しかし、四肢麻痺、意識障害があり、血圧が高い状態にありますから、入院治療となりました。絶食にして、血圧降下作用のあるCa拮抗剤入り点滴とビソノテープ貼付を行いました。

令和4年8月25日　再度頭部CT検査を行った結果、左中大脳動脈領域の左被殻から放線冠にかけて広範囲に低吸収域を認め、脳梗塞であったことが実証されました。

　この日から経管栄養が開始され、それに伴いニフェジピン(10) 2錠、ランソプラゾール（15）1錠、バッサミン1錠が朝に投与され、同時にハルトマンG3 500 mlとノルニチカル 10 mlの点滴が行われました。そして喀痰の吸引は適宜行われました。

令和4年9月5日　リハビリ（理学療法、作業療法、言語・聴覚療法）が始まりました。この日私は相生山病院へ典子を見舞いに行きました。典子は目を開いて見ているようでありますが、誰が来たのか分からないようです。急性期病院は、入院10〜14日が過ぎたら、慢性病院か、老健へ移るか、自宅へ退院することになっていますが、主治医が更にもう1週間経過を診たいということで退院が延期になりました。

令和4年9月12日　相生山病院を退院して、豊明老健へ再入所しました。

令和4年9月12日　入所時診察：

　バイタルサイン：体温 37.4℃、脈拍 83/分、血圧 104/62、

SpO_2 96％

皮膚症状：浮腫（−）、疥癬（−）、褥瘡（−）

検査結果：CRP 0.12、白血球数 9430、赤血球数 439万、血小板数 31.5万

血清生化学：TP 6.1、Alb 3.2、Cr 0.39、Na 137、K 4.2、Cl 101、NT-proBNT 189

介護：栄養はメイバランス 400 ml×2、排泄はオムツ、入浴は特浴、移動はストレッチャー。エアマット使用、ミトンは経過をみて決める。

診察結果：瞳孔縮小、呼名に反応し、追視あり、足尖位、関節拘縮あり

胸腹部に異常はない。

処方：1．トラゼンタ（5）1錠/朝、2．カロナール（200）3錠、レバミピド（100）3錠/3×1、3．マグミット（500）1錠/朝、4．アムロジピン（5）1錠、ランソプラゾール（15）1錠、バファリン（81）1錠

同日14：00　右肘関節拘縮（+）。正面を向き、視野に入ると追視する。

Th：誰か分かりますか。

Cl：（何か言いたそうに唇が動くが言葉にはならない）

Th：辛いけど、頑張ってネ。

Cl：（何か言いたいような表情をする）多少動く左手へ、こちらの手を持っていくと握り返してくる。

　年を取ると赤ちゃん返りをすると言います。話しかけると

一生懸命に何か返事をしようと口を動かします。赤ちゃんの喃語とまでは言えませんが、頑張っています。でも嚥下反射がみられませんから、脳梗塞後遺症ですね。早く快方に向かって欲しい家族の贔屓目からで残念です。

令和4年9月13日9:00　本人はベッド臥床中、覚醒して左手でベッド柵を触っている。
Th：おはようございます。
Cl：(左を向いていた顔を右に向けてこちらを向く。何か言いたそうにして声を出そうとしている。喉笛のような言葉にならない、少し強めの呼気音が返ってくる。目は焦点が定まらない虚ろな眼差しで振り返る)
Th：誰か分かりますか。
Cl：(誰か、捜しているようであるが、そして返事をしたいように口元が動き言葉にならない声を出した)
Th：左手で握れますか。
Cl：(左手で握手する。握った手を放そうとせず、いつまでも掴んでいる)
Th：頑張るんだよ。
Cl：うーん。(そのように贔屓目に聞こえた)
　目の前で「バイバイ」と手を振ったら、瞬きをして返した。

同日13:00　Th：典子。
Cl：はい。

Th：（実の兄）勇ちゃんは分かりますか。

Cl：（難しい顔をして）うにゃ、うにゃ。

　今日は手指の爪を切ってやった。

　鼻から胃に NG Tube を入れて経管栄養を行っているので、鼻粘膜を刺激し気持ちが悪いし、分泌液が多く出て、気道吸引の原因にもなっている。夜間、少し動く左手で、無意識にNG Tube を自己抜去してしまった。

令和 4 年 9 月 14 日

　体温 37.4℃、脈拍 71/分、血圧 114/71、SpO_2 95％

　前夜、自己抜去した NG Tube を挿入するため、相生山病院へ受診。

　NG Tube の再挿入が難しくガイドワイヤーを使用しての挿入となった。

令和 4 年 9 月 15 日 9:00

　体温 37.7℃、脈拍 86/分、血圧 140/68、SpO_2 95％

　ベッド上臥床、左側を見ている。呼名反応はあるが、言葉は出ない。

　陳旧性肺結核の健診のため、相生山病院へレントゲン写真を撮りに行く。

同日 14:00　オムツ交換後。

Th：誰か分かりますか。

Cl：（何か言いたそうに口元が動く）

Th：（親友の名前を挙げて）励ましの手紙が来ているよ。

Cl：（感極まって厳しい表情になり、何か叫んだ）

令和4年9月16日8:30　開眼してベッド上臥床。左向きに寝ている。

Th：典子。

Cl：（返事はしないが、瞬きしている）

　　体温 37.7℃、脈拍 90/分、血圧 160/82、SpO$_2$ 93％

同日12:30　呼びかける方を見るが、発語はない。入院前に比べ、再入所後は体温が高く肌が湿潤である。喘鳴はない。

令和4年9月17日8:50　ベッド上臥床中、体温 37℃、SpO$_2$ 96％。クーリング中。

Th：典子。

Cl：（首を右に向けて、こちらを見る）

Th：超大型台風が来ています。通勤が怖いのでタクシーを予約しました。

Cl：（ムニャ、ムニャ）何か言う。

令和4年9月20日8:00　開眼してベッド上臥床中。ベッドサイドへ行くと、追視がある。

Th：おはようございます。誰か分かりますか。

Cl：（じっと見ているだけで、発語がない）微熱があるため、

クーリング中。

令和 4 年 9 月 24 日
　体温 37.1℃、脈拍 105/分、血圧 118/82、SpO₂ 94%
　＊今週初めに「いない、いないバー」をしたら、笑った
　　が、今日は反応がない。
　＊「典子」と呼んでも「はい」と返事が返ってこない。
　＊典子の顔の前へ顔を出すと追視はあるが直ぐ傾眠状態に
　　なる。
　＊総合的に考えると生体レベルが低下してきている。
　＊四肢拘縮が強くなり、アクロバット体位で寝ている。

令和 4 年 9 月 26 日 8:00　訪室。開眼して穏やかな表情で
ベッド上臥床している。
Th：おはようございます。
　声をかけると目で追うが言葉が出ない。

令和 4 年 9 月 27 日 8:00　訪室。開眼して穏やかな表情で
ベッド臥床中。
　フロアで大きな物音がすると瞬きをする。
Th：典子。
Cl：(口元が少し動くが言葉は出ない。目の前に現れたもの
を追視する)

同日 11:00　右肩から上腕にかけて指頭大から帽針大の水疱

が多数現れた。

　水疱性類天疱瘡か、帯状疱疹か。普通の帯状疱疹の水疱より大きいので、どちらか決めかねてステロイド軟膏を付けて、経過観察をした。

令和4年9月28日　水疱はステロイド軟膏に反応がないため、帯状疱疹と診断して、バラシクロビル（500）6錠を1日3回に分け7日間内服と外用薬ビタラビンを塗布することにした。

令和4年9月29日8:30　ベッド上臥床、睡眠中。
　右肩から上腕にかけての水疱は萎えて、消褪傾向になった。

同日11:30　鼾をかいて眠っている。呼びかけても反応がない。

令和4年9月30日8:00　体温は少し下がったようである。ベッドサイドにテレビがついている。本人は仰臥位で目を開けて寝ている。
Th：おはようございます。
Cl：（追視し、かすかに口元が動く）
　右肩から右上腕の水疱は徐々に治まってきている。

同日10:00　ベッド上臥床し開眼中。

Th：典子、おはようございます。今朝はいい天気だよ。

と、声をかけると、典子の頭の上の方向に窓があるが、そちらを見上げている。

Th：早く良くなるといいね。

とタッチングしながら、話しかけるとよく分かったような表情で目に涙を溜めて、言葉にならないが珍しく大きな声を数回出して応答した。

まだ、斑ではあるが、気持ちの交流は可能のようである。

令和4年10月1日　右肩から右上腕にかけての水疱は内溶液が消失し、平たくなったが、痂皮形成はない（高齢で、免疫力が低下しているためか、非定型的経過を示した）。この時点で、帯状疱疹の治療は終了とした。

令和4年10月7日　夜間発汗著しく、微熱 37.1℃、朝には解熱し平熱となっている。

令和4年10月10日　ベッド上臥床、開眼して追視する。呼名反応はない。

少し時間が経つと入眠する。

右肩から右上腕の水疱があった部位の皮膚は乾燥して、少し色素沈着を残している。

令和4年10月11日　NG Tube は異物であるから、鼻咽頭粘

膜を刺激して分泌物増加があり、痰が溜まり、誤嚥性肺炎の
リスクがある。それに本人は NG Tube を大変嫌がって、麻
痺している筈の手を使い、何回も抜去するため、経管栄養を
止めて、点滴静注に変更することにした。同時にターミナル
ケアの要件を満たしたこともあり、計画書を作成し、実施す
ることにした（ターミナルケアの要件。資料4）。

令和4年10月13日　ベッド上臥床中。追視あり。呼名に反
応して口元が多少動く。
　顔の髭剃りと爪切りをした。右肩から上腕にかけての水疱
は消失して、色素沈着がある。

　ベッドサイドで典子に次のことを報告した。
　岡山大学薬理学教授をしていた長男が亡くなり、7回忌が
過ぎた。嫁の里・佐久平にあった遺骨を名古屋に移し、10
月9日小崎家の墓終いを行い、供養塔に合祀したことを報告
した。本人は納得したような表情であった。

　いつも口を開けて寝ているので、口腔粘膜が乾燥している
から湿らせてやりたい。
令和4年10月14日　綿棒の先にコーヒーを染ませて口腔粘
膜と口唇を湿らせてやった。
　本人は本来コーヒー好きであるから、コーヒーの香り、味
を少しは思い出し、楽しんでいるだろうか。目を見開いて言
葉にならない声を出した。

その後、安心したのか、また眠りに入った。鼾をかいている。

令和4年10月15日9:00　今日は眼差しが鈍い。名前を呼ぶと呼ぶ方向を向く。

昨日同様口を開いていることが多いので、口腔粘膜が乾燥している。

同日13:00　綿花に缶コーヒーを染ませて口元へ持っていくと口を開ける。舌、口腔粘膜を湿らすように塗りつけると赤ちゃんが乳首を吸うようにチュチュと吸っている。嚥下運動があるように甲状軟骨が上下に運動する。

拒否反応はない。噎せもない。本人が好きなコーヒーの味と香りを楽しんでいるようである。

誰がやってくれているか、本人は分かっていないような素振りであり、残念であるが脳梗塞後遺症患者であるからやむ無しかと思う。嬉しそうな表情が見えれば、私も嬉しいところである。

同日14:00　右上腕部水疱は、一部痂皮形成したが、水疱は吸収し、薄い色素沈着を残し治癒した。

呼名に対して、多少口元が動き、小さな声が出た。

同日15:30　呼ぶとその方向を向いて、何か返事をしたいように口元が動く。

　（感覚性言語中枢、聴覚は機能しているようである）

令和4年10月17日　ベッド上仰臥位、臥床中。典子と呼ぶと、呼ぶ方向を見るが、誰が呼んでいるか分からない。

　顔面は能面のように表情がない。8月22日の脳梗塞発作以前は長谷川式認知症検査が高得点であった。今は、血管性認知症になってしまったのだ。

令和4年10月18日8:00　目を開けて仰臥位でいる。

　典子の正面に顔を出して、Touching をしながら、「私は誰かわかりますか？」と問いかけたら、目に涙を溜め、言葉にならない声を出した。

　眼脂があるので、点眼薬レボフロキサシンを処方した。

　体温 37.6℃、脈拍 96/分、血圧 136/74、SpO$_2$ 96％

令和4年10月19日　野村先生の回診。

　体温 36.9℃、脈拍 109/分、血圧 128/87、SpO$_2$ 94％

　開眼していて、呼びかけに僅かに頷く。

「小崎さん」と呼び掛けると視線をこちらに向ける。

「今日は、小崎先生はこちらに来られませんよ」と話すと、視線はこちらに向ける。

　しかし、発語はない。呼吸音、心音には異常なし。

令和4年10月20日　眼脂消失したので、点眼薬は中止。
同日15：00　点滴抜去しに看護師さんが訪室した。典子は
カッと目を見開き、眉間に皺を寄せ、涙を出し、怖い顔で大
きな声を出し、私を睨みつけた。怒っている顔つきである。
暫くその表情が続いた後、10分程して、今度は悲しい表情
に変わった。

令和4年10月21日7：30　訪室。典子は鋭い眼差しで睨む。
誰か不審者が入って来た時のような鋭い目つきで見つめる。
胸部聴診で心音に軽い収縮期雑音聴取。腹部平坦、軟。

Monologue：
　ターミナルケア開始。⑴摂取するカロリーが激減すると
低血糖になり、空腹感が強いため、苦痛で苛々して神経が興
奮状態になるのだろう。⑵若い頃、私が仕事人間であった
ため、老いた両親の介護、そして舅姑との人間関係、子育て
に苦労した恨みを思い出しているのであろうか。目を見開い
て厳しく見据え怖い表情をしている。
　絶食状態では肝臓、筋肉に存在するグリコーゲンはグル
コースとなり、大脳に供給されるが、直ちにエネルギー源と
して消費されてしまう。次に体脂肪組織が分解して、遊離脂
肪酸となり血中に入り肝臓でケトン体に変化し大脳活動に役
立てられる。しかし、ケトン体はグルコースとは異なる代謝
産物なので大脳細胞機能に何らかの異常反応を起こし、意識
変容とか退行現象を起こすことが考えられるが、実際に絶食

期間中ケトン体が増加するときに一致して脳波上α波の像が認められる。

　ストレス下では血糖の下降とともに最初自律神経に影響するコルチゾール、カテコラミン、ノルアドレナリン、アドレナリンなどのホルモンを多く分泌し、自律神経系ひいては生体全体に揺さぶりをかけてホメオスタシス作用が引き出され、生体機能を正常化させる。

　もう少し典子の経過を観察したら表情は落ち着くと思われる。

同日13:00
　体温 37.4℃、脈拍 90/分、血圧 136/96、SpO_2 96%
同日14:00　オムツ交換後、眉間に皺が見られない。眼差しは穏やかである。
　口唇、口腔粘膜を缶コーヒーで湿らせてやった。
　今日は綿花をチュッ、チュッと吸うことなく、静かに入眠した。

令和4年10月22日　朝訪室すると、大きく目を見開き、爽やかな瞳でこちらを見つめている。言葉によるコミュニケーションは無理であるが、アイコンタクトでコミュニケーションをする。しかし、直ぐ入浴の連絡が来て、浴室へ移動。
　体温 36.4℃、脈拍 73/分、血圧 139/67、SpO_2 97%

同日13:00　点滴施行中、本人はテレビを見ている。

Th：こんにちは。

Cl：こ・ん・に・ち・は。（凄い！　鸚鵡返しに発音）

Th：テレビは面白いですか？

Cl：ウ・ウ・ウ……

　平穏な顔。皮膚は少し乾燥気味。

令和4年10月24日7:30　平穏な表情で、鼾をかいて寝ている。皮膚やや乾燥。

同日9:00　訪室したとき、鼾をかいて眠っている。

Th：典子、典子。

　連呼したら、

Cl：（目をキリッと開き、じっと見つめている。声、言葉は出ない）

　暫くするとまた眠りに入った。

診察：胸部・腹部に異常所見はない。睡眠時間が増えた。穏やかな睡眠。

同日13:00

　体温 36.9℃、脈拍 87/分、血圧 146/67、SpO$_2$ 97%

　リハビリ浜島先生来室。リハビリ実施。表情は穏やか。

浜島先生：目を閉じて下さい。典子は自分で目を閉じた（他者の指示が入った）。

同日15:00　口唇、口腔粘膜は乾燥している。

　綿花に缶コーヒーを染ませて湿らせてやる。

　その後、ベッドサイドにいる私をじっと見ていた。

同日15:30

Th：また明日来るからね。バイバイ。

Cl：眉間に皺を寄せて、怒った顔になり、何か叫んでいた。

令和4年10月25日7:30　訪室。仰臥位でパッチリ目を開けている。

Th：おはようございます。

Cl：追視しているが、言葉は出ない。

Th：（私自身に指を指して）この人は誰だか、分かりますか。

Cl：（声を出して、何か答えているが言葉にならない）

　排便が長い間ないので、レシカルボン座薬を処方した。

同日10:00

　体温 37.1℃、脈拍 71/分、血圧 140/73、SpO$_2$ 96%

　テレビを見ている。

Th：おはよう。

Cl：お・は・よ・う（はっきり分かる発音が出た）。

令和4年10月26日

　体温 36.4℃、脈拍 67/分、血圧 147/85、SpO$_2$ 96%

　本日はお風呂の日。

令和4年10月27日7:30　訪室。

Th：おはようございます。

CL：(追視はするが、発語はない)

　爪を切り、髭を剃ってやった。

Th：爪を切り、髭を剃ったよ。

Cl：言葉にならない声を出した。

同日8:30

　体温 36.7℃、脈拍 79/分、血圧 144/82、SpO$_2$ 97％

オムツ交換をしたら、眠ってしまった。

同日13:00

　体温 37.2℃、脈拍 76/分、血圧 165/81、SpO$_2$ 95％

　口唇、口腔粘膜が乾燥しているので、缶コーヒーを綿花に染ませて湿らせてやった。コーヒー好きの人だから、チュッチュッと吸い、香りと味を楽しんでいるようにみえる。

　嚥せや誤嚥はない。

令和4年10月28日

　体温 37.1℃、脈拍 84/分、血圧 151/79、SpO$_2$ 97％

Th：おはよう (声をかける)。

Cl：(追視はするが、口元が少し動くのみで声が出ない)

　オムツ交換後、眠りに入った。

Monologue：

　加齢に伴い心身の機能が低下し、そのうえ脳卒中や心不全を患い、そして終末期状態にあるとき、そのときに看取りケアはどうあるべきか。死に逝く人の残り僅かな人生を支えるために何ができるか。

　その人がその人らしくいられる場所や状況で、その人の「尊厳」を支えていくために、何が求められているか。

　老老介護のため自宅での看取りは難しい。「この施設で看取られて旅立ちたい」この人のこうした想いに向き合い、寄り添い、自分流で看取りケアをさせていただくことになる。病気の回復期にあっては、その人とともに歩むことはできるであろうが、死に逝く人とともに歩むことはできるであろうか。死に逝く人とともにありたい。真摯で真心をもって看取りケアを行いたい。死に逝く人に看取りを受け止めてもらい、共感してもらえるだろうか。それには様々な学習が必要であるし、経験知を生かすことも大切である。

　死に逝く人、その人に相応しい看取りがある。こうした想いをこめて、その場に相応しい看取りケアを実施していきたい。

同日15:00　呼名に反応する。追視し、言葉にならない声を出す。目の輝きが鈍くなった。

　口唇と口腔粘膜が乾燥しているので、缶コーヒーを綿花に染ませて口唇と口腔粘膜を湿らせてやると綿花をチュッチュッと吸う。嚥せ、誤嚥はない。

令和4年10月29日9:00

　体温 37.2℃、脈拍 103/分、血圧 123/81、SpO₂ 95％

　本日は入浴日。風呂へ行く途中6階のエレベーターホールで声掛けをしたら、目に涙していた。

Th：典子、こんにちは。

Cl：(じっと見つめているのか、睨んでいるのか、瞬きをせず、こちらの顔を見続けている。病気で言葉が出ないので、辛く、悲しく、悔しい思いの表れか、目にいっぱい涙が溢れている。最後に)「こ・ん・に・ち・は」と言った。

令和4年10月31日7:30　仰臥位で睡眠中。羸痩、顔面蒼白が目立ち始めた。

　体温 36.9℃、脈拍 87/分、血圧 144/86、SpO₂ 95％

　左側臥位で、テレビを見ている。

Th：典子、おはよう。

Cl：目を開けて、見つめている。暫くして口元が少し動いた。微かに声も出た。

令和4年11月1日8:00　右側臥位で目を開けて寝ている。

同日8:45　介護士さんにオムツを替えてもらい、気持ちよく眠っている。

Th：おはよう。

Cl：じっと追視し、目に涙して、口元を少し動かす。声掛けに追視をする。

同日12:30　口唇と口腔粘膜が乾燥しているので、缶コーヒーを綿花に染ませて、口唇と口腔粘膜を湿らせてやるとチュチュと吸う。体力が段々低下してきている感じがする。

令和4年11月2日9:40
　体温 36.8℃、脈拍 76/分、血圧 119/61、SpO$_2$ 97％
野村先生の回診：開眼中。「胸の音を聞かせて下さいね」
　うっすらと発声あり、視線をこちらに向ける。
　胸部心音は収縮期雑音あり、呼吸音は清。手指の冷感はない。
　足底部外側にチアノーゼが認められた。
令和4年11月4日7:30　訪室すると、しっかり目を開け、追視する。
　こちらを睨んでいるように思える。言葉にならない声を出した。
　少し痩せ、少し青白く見えた。

　自分らしく、人間らしく、尊厳を保ち、生を全うしてくれることを願っている。

同日8:50
　体温 37.3℃、脈拍 92/分、血圧 122/70、SpO$_2$ 93％

介護士さんにオムツ交換をしてもらった。
爪切りをした。右第2指を傷つけた。指に少し浮腫あり、

左手が拘縮しているので、握った掌に汗が溜まり臭う。ガーゼに水を染ませて拭いた。

同日13:00
　体温 37.4℃、脈拍 80/分、血圧 107/71、SpO$_2$ 85%
　口唇、口腔粘膜が乾燥しているので、缶コーヒーを綿花に染ませて湿らせてやった。典子は序でにチュッチュッと吸った。

令和4年11月5日7:30　訪室。点灯すると典子は目を開けて、こちらを追視する。じっと見つめている。表情は穏やかである。声をかけると目に涙している。
Th：おはようございます。
Cl：（じっと見つめているだけで声は出ない）

同日8:40
　体温 36.7℃、脈拍 80/分、血圧 130/71、SpO$_2$ 93%
　一番風呂に入った。

令和4年11月7日7:30　訪室。開眼して、追視する。声掛けに言葉で答えられない。
　Eye Contact を続ける。ときどき言葉にならない声を出す。
同日9:00
　体温 37.4℃、脈拍 78/分、血圧 125/57、SpO$_2$ 96%
　口唇、口腔粘膜が乾燥しているので、缶コーヒーを染ませ

た綿花で湿らせてやった。今日は吸おうとしない。追視するが、眼光の輝きが低下してきた。

令和4年11月8日7:50　訪室したら、開眼していた。
Th：おはようございます。
Cl：（言葉にならず、何か声を出す）
　顔色普通。心音清純、規則的。髭剃りをした。その後うとうとと眠った。

同日9:00
　体温　36.8℃、脈拍　86/分、血圧　133/78、SpO₂ 95％
Th：11月10日10時に娘・純子がターミナル面会に来るよ。
Cl：（目にいっぱい涙を溜めて、喜んだのか怒ったのか）大きな声を上げて叫んだ。

　入れ歯がなく、口を半開きにしているので、口腔粘膜が乾燥している。缶コーヒーを綿花に染ませて、口唇と口腔粘膜を湿らせてやったら、チュッチュッと吸った。

令和4年11月10日7:30　訪室。仰臥位でベッド上臥床中。開眼して穏やかな表情を示す。
　FBS　77 mg/dl

同日10:30　ターミナル面会で娘・純子が来所した。
　会って声掛けをしたら、一瞬感極まり目に涙を浮かべ、何

か言いたそうに口元が動いた。

その後は二人の顔を交互に眺めていた。

体温 37.1℃、脈拍 89/分、血圧 137/81、SpO$_2$ 94％
スタッフが「娘さんが面会に来られましたネ」と声を掛けたら、笑っていた。

令和4年11月11日7:30　訪室。ベッド上仰臥位で睡眠中。
穏やかな顔をして、口を開けて寝ている。時々鼾声が聞こえる。呼吸は穏やか。
四肢は麻痺、拘縮、硬直位。

同日8:00
体温 37.4℃、脈拍 89/分、血圧 117/63、SpO$_2$ 93％
バイタルサイン測定時は目が覚めるが、直ぐ入眠する。

令和4年11月12日　野村先生の回診。テレビがついており、そちらを向いている。
入室するとこちらを向く。「小崎さん、おはようございます」視線が合う。
呼吸音は穏やかである。外陰部にただれがある。ルリクール軟膏を処方。

令和4年11月14日7:30　ベッド上仰臥位で開眼中。訪室すると追視する。

澄んだ瞳、穏やかな表情、穏やかな呼吸をしている。

同日9:30
　体温 37.2℃、脈拍 86/分、血圧 107/69、SpO$_2$ 95%
　空気が乾燥し、口唇、口腔粘膜が乾燥しているので、缶コーヒーを綿花に染ませて口唇、口腔粘膜を湿らせてやった。目に涙して、チュッチュッと吸っている。
　コーヒーの味と香りを楽しんでいるのであろうか。

　昨日、自宅へ義理の妹が来て、すき焼きを作ってくれたと話したら、分かったのか、何か言葉にならない声を出した。

同日12:30
　体温 36.5℃、脈拍 84/分、血圧 138/85、SpO$_2$ 94%
　顔色は少し蒼くなってきた。一生懸命追視する目の輝きが鈍くなった。

令和4年11月15日7:30　訪室。ベッド上仰臥位で開眼し追視する。表情は穏やか。
Th：典子、おはよう。
Cl：（じっと見つめているが、言葉は出ない）

令和4年11月16日　野村先生の回診。
　体温 36.0℃、脈拍 75/分、血圧 120/70、SpO$_2$ 96%

令和4年11月17日7:30　訪室すると、ベッド上仰臥位、澄んだ目を開け追視する。

Th：おはようございます。

Cl：（返事はない）

同日8:00　介護士さんがオムツ交換をしてくれた。肛門周囲の発赤は消褪してきた。

　オムツ交換後、鼾をかいて入眠した。

同日10:00

　体温 37.4℃、脈拍 87/分、血圧 124/88、SpO$_2$ 96%

　口唇、口腔粘膜が乾燥しているので、缶コーヒーを綿花に染ませて湿らせてやった。準備しているとき、じっとこちらを見ていて、コーヒーを綿花に染ませて持っていくと自分で口を開ける。開けないときは、「口を開けて！」と声をかけると開口する。

　1週間から10日前に比べると、今日はうとうとと眠ることが増えた。

　ベッドサイドで介護の真似事をしているが、「おもてなしの心（ホスピタリティの精神）」でやっている限り、間違いがないと考えている。

　HbA1c 6.0%

令和4年11月18日7:00　訪室。澄んだ瞳、きれいな肌、穏やかな表情で迎えてくれる。何か言いたそうであるが、残念ながら言葉が出ない。

　私がしばらく傍にいると、安心したのか、うとうとと眠りに入る。いい寝顔、鼾。少しの間静寂が続き、幸せな時間ももう少なくなった。廊下で突然物音がすると目を覚まし、現実に帰る。時々目を開き、辺りを伺う仕草をする。施設外は秋真っ只中の穏やかな日和。木々は色づき、紅葉がきれいである。

同日8:40　介護士さんがオムツ交換で入室。肛門周囲の発赤はルリクール軟膏塗布で治癒。

同日10:00
　体温 36.8℃、脈拍 89/分、血圧 101/79、SpO$_2$ 95%
　口唇、口腔粘膜が乾燥しているので、缶コーヒーを綿花に染ませて湿らせてやった。

令和4年11月19日7:30　訪室。澄んだ瞳、穏やかな表情で迎えてくれた。
　皮膚はきれい。何か言いたそうであるが、言葉が出ない。じっと見つめている。
　呼吸は穏やかである。
　体温 36.9℃、脈拍 93/分、血圧 123/87、SpO$_2$ 94%
　屋外は小春日和である。

同日10:00　脳神経研究所東北病院勤務の脳神経外科医の孫がターミナル面会に来た。

　会った瞬間に大きな声を出して喜んだ。孫が赤ちゃんのとき、典子が子守唄を歌って寝かしつけたように今度は孫が典子の手を握り、軽く動かし、語りかけるのを典子はじっと聴き満足そうであった。孫が帰った後、疲れたのか、よく眠っていた。

令和4年11月21日7:30　訪室。澄んだ瞳、穏やかな表情で迎えてくれた。

　看護師さんより、今朝5時の血圧が高く、偏視があったと報告があった。

Th：典子、おはよう、と声をかけると、本人は聞き取ることができるけれど、「おはよう」と言って返せないのが辛いのか、目に涙をいっぱい溜めて見つめている。

同日8:30　介護士さんがオムツ交換をしてくれた。

　体温 37.4℃、脈拍 98/分、血圧 154/97、SpO_2 97%

　空気が乾燥、口を開けて寝ているので、口唇、口腔粘膜が乾燥している。缶コーヒーを綿花に染ませて口唇、口腔粘膜を湿らせてやった。

令和4年11月22日7:30　訪室。ベッド上仰臥位。澄んだ瞳、穏やかな表情で迎えてくれた。

　今日午後、妹夫婦（加藤禎亮、泰子様）が面会に来ること

を典子に話したが、あまり表情に変化を認めなかった。

同日8:30　介護士さんがオムツ交換をしてくれた。

同日9:00
　体温 36.7℃、脈拍 72/分、血圧 136/74、SpO$_2$ 95％
　痩せて、顔色が蒼く、皮膚乾燥。呼びかけに注視すること
が少なくなった。
　鼻毛を切り、髭剃りをした。
　口唇、口腔粘膜が乾燥しているので、缶コーヒーを綿花に
染ませて湿らせてやった。
同日11:00　血管が見えにくいので、熱いタオルで温めて静
脈がよく見えるようにして点滴開始。スタッフの声掛けに典
子は声を出して応えた。

令和4年11月24日7:30　目は大きく見開いて、追視。穏や
かな表情、羸痩が目立つ。
　胸腹部診察で異常はない。
Th：おはよう。
　声掛けに反応して、声を出すことはないが、注視してい
る。

同日9:00
　体温 37.2℃、脈拍 82/分、血圧 124/92、SpO$_2$ 95％

令和4年11月25日7：30　訪室。澄んだ瞳で、穏やかな表情で迎えてくれる。

　羸痩は進んでいるが、肌はきれい。

Th：おはよう。と挨拶したが、言葉も、声も出さずにじっと見つめている。

　私の一挙手一投足をじっと見ている。コップにお茶を入れて、そのお茶で綿花を染ませて、持っていくと自分で口を開ける。口唇と口腔粘膜が乾燥しているので湿してやった。私の行動を食い入るように見ている。これだけ関心を持って見てくれるとベッドサイドへ来て、ケアをする甲斐がある。否、あまり見つめられると恥ずかしい。

　介護士さんにオムツを交換してもらった。
　リハビリ担当の大野先生にベッドサイドのリハビリをしてもらった。

令和4年11月25日午前　野村先生の回診。
　体温　37.2℃、脈拍　130/分、血圧　158/96、SpO$_2$　96％

同日午後　ベッド上仰臥位で睡眠中。呼吸は穏やか。排尿なし。
　足底外側部チアノーゼあり。

同日15：17　目が覚めた。顔色良好。呼吸は穏やか。こちらを注視。穏やかな表情。

何を考えているのだろう？　今、人生の終末期にあること
が分かっているのであろうか？
　これから黄泉の国へ旅立つ覚悟ができているであろうか？
お疲れ様でした！
　Auf Wiedersehen!

令和4年11月26日7:30　訪室。早朝排尿あり。羸痩を認め
るが、澄んだ瞳で注視、追視する。表情は穏やかである。
　体温 37.0℃、脈拍 98/分、血圧 138/80、SpO$_2$ 92%

同日8:50　浴場へ移動。シーツ交換。

同日10:00　入浴を終え、爽やかに帰室。

令和4年11月28日7:30　訪室。ベッド上仰臥位睡眠中。羸
痩が進み、皮膚蒼白感あり、下腿から足にかけてチアノーゼ
が認められる。呼びかけに開眼するが、僅か。
同日10:20　開眼し追視し、何か言葉にならないことを叫ん
でいる。眼光にやや輝きが減った。

同日12:30　NHK総合テレビを見ている。口唇、口腔粘膜
が乾燥しているので缶コーヒーを綿花に染ませて口唇、口腔
粘膜を湿らせてやる。
同日13:10
　体温 37.9℃、脈拍 115/分、血圧 154/99、SpO$_2$ 94%

令和4年11月29日7:30　訪室。ベッド上仰臥位で目を開けている。澄んだ瞳、穏やかな表情。下腿から足にかけてチアノーゼがある。

　本人に分かるかどうか、判然としないが、季節の話、食べ物の話、家族の話などしてみた。追視し聞いている振りをしているが、分かっていないと思う。

同日　妹と姪が面会に来たら、涙を流して喜んだ。妹は典子の髪の毛が黒く、皺がなく、肌がきれいなのに驚いたと言う。

　　体温 37.1℃、脈拍 87/分、血圧 141/78、SpO_2 95%

令和4年12月2日7:50　訪室。ベッド上開眼し追視する。呼びかけに返答はない。

　左側臥位でサッカー・ワールドカップ日本対スペイン戦を見ている振りをしている。

　羸痩が目立つ、下肢のチアノーゼがある。穏やかな表情、澄んだ瞳。

同日10:00　口唇、口腔粘膜が乾燥しているので、缶コーヒーを綿花に染ませて口唇、口腔粘膜を湿らせてやる。

同日11:00　名前を呼んだとき、こちらを向く時間、注視する時間が短くなった。

　顔の表情に生気が減少したように思う。

同日13:00

体温 37.5℃、脈拍 89/分、血圧 136/81、SpO₂ 94%

令和4年12月3日7:30 訪室。ベッド上仰臥位で睡眠中。時々鼾が聞かれる。羸痩著明。肌はきれい。表情は穏やか。
同日9:00
体温 36.5℃、脈拍 104/分、血圧 114/79、SpO₂ 96%
同日13:00 オムツ交換時にみると、両足先端チアノーゼを認める。

令和4年12月5日7:30 訪室。ベッド上仰臥位、睡眠中。瞬きあり、顔色蒼いがきれい。表情は穏やか、鼾をかいている。右手に浮腫あり、皮下出血少々あり。皮膚乾燥、羸痩著明。

同日13:00 呼名反応あり、開眼する。
体温 38.7℃、脈拍 116/分、血圧 107/83、SpO₂ 95%

令和4年12月6日7:30 訪室。ベッド上仰臥位、睡眠中。羸痩著明であるが、平穏な表情、穏やかな呼吸。
同日8:40 オムツ交換した介護士さんが声掛けしたら、開眼した。介護士さんが「終わりました。また、来ますね」と言ったら、典子が「はい」と返事し、その後鼾をかいて入眠した。
同日9:00
体温 36.7℃、脈拍 72/分、血圧 112/67、SpO₂ 96%

テレビの音に反応し開眼、顔色蒼白、足底部チアノーゼ、呼吸は浅い、時々開眼。

令和4年12月7日5:20　血圧低下と自宅へ連絡あり。即出勤する。排尿多量。
　　体温 37.6℃、脈拍 140/分、血圧 67/46、SpO$_2$ 92%
　　ベッド上仰臥位。開眼、瞬きあり。穏やかな表情。少し下顎呼吸気味。

令和4年12月8日7:30　訪室。
　　体温 36.7℃、脈拍 94/分、血圧 137/71、SpO$_2$ 94%
　　典子の視野の中に、顔を出すと追視し注視する。呼吸は穏やかである。時々呻吟がある。

令和4年12月9日7:30　訪室。ベッド上仰臥位、開眼している。
Th：典子、おはよう。返事なし、瞬きする。羸痩著明。皮膚蒼白、追視なし、
　　体温 36.5℃、脈拍 101/分、呼吸数 20/分、血圧 115/67、SpO$_2$ 99%
　　介護士さんがオムツ交換する。排尿なし。足に水疱形成、足指の色が黒く壊死を示す。

同日18:00　心肺停止、対光反射なし。死亡確認。
　　　　　　　　　　　　　　　　　　　　　　　　（合掌）

- 妻「典子」を看取っての纏め
  (1) 典子がフレイルの時期から人生の最終段階まで、その経過を二人称介護者の立場で詳細に観察し、記録しました。本事例ケアを反省し、今後の看取りに生かしていきたいと考えています。
  (2) 夫であり、かつ担当医としての立場で、第1回ACPは長期的視点（広義のACP）で行い、第2回は短期的視点（狭義のACP）で行いました。
  (3) 私は、日本的な慣習の中において意思決定代理人ではなく、代弁者としての役割を考えて、妻典子の看取りに携わってきました。

Ⅲ. 豊明老人保健施設での看取り

　医療法人清水会介護老人保健施設で「ターミナルケアに関する指針（平成26年、2014年）」並びに「ターミナルケア・マニュアル」（2014年作成、2018年改定、2022年再改定）ができ、施設の看取り体制が整ったところで、2014年から「看取り介護」を開始しました。

　看取り介護は、一般の介護の延長線上にあるとよく言われますが、私は看取り介護の特徴をよく認識した上で実施することが大事であると考え、次のような基本方針を持っています。

　私の考えで、実施している「まごころの看取りケア」の基本方針：

⑴　看取りをする前に、看取られる人の尊厳（One Up Position）を守ること、

⑵　人間が人間に対して、人間として優しさ、思いやりを持って、温かい眼差しや手のぬくもりを忘れることなく、まごころの籠もった看取りケアをさせていただくことを心に誓うこと、

⑶　自尊心を損なう事のないように、職員は One Down Position をとり、看取りケアをさせていただくこと、

⑷　看取りケアは、死に逝く人の不安を受け止め、寄り添い不安を緩和することに努めることなどに配慮した看

取りを実践することです。

　以上の経緯を踏んで、豊明老人保健施設では看取り介護を実施してきました。その実績は、看取り事例数（資料５）に示しますように、年々看取り事例は増えてきました。

■ 当施設での「看取り介護」を振り返って

　看取りケアを開始７年目に、今後更なる看取りケアの充実を図るため、永野星美看護師長が作成した「看取りケアの振り返りシート」を用いて、「看取り自験27例」を検討し、第19回愛知県老健大会で以下のように纏めて報告し、その後の看取りケアに生かしています。

第19回愛知県老健大会　令和３年（2021年）の演題発表（資料６）
演題名：ACP（Advance Care Planning）理念実践
副題名：看取り自験27例の検討結果
　豊明老人保健施設でACPの理念に基づき看取りを行い、2018年９月から2020年４月までの20か月間に「看取り振り返りシート」（永野星美看護師長作成）に記入のある27名の暦年対象者数（資料７、表１）と看取ったときの年齢別対象者数（表２）は表示のとおりです。
「看取り振り返りシート」に記入したのは、看取りを担当した各看護師です。今回の看取り対象例は脳血管障害後遺症、

心疾患、腎疾患、肝臓疾患、癌、認知症など多種多様な疾患を持つ高齢者です。

設問(1)　死亡1か月前に新たに出現、または増悪した症状（複数回答）は、食欲減退8例、口腔内乾燥・出血7例、痰絡み6例、噎せ6例、痛み5例、便秘5例、浮腫4例の順でした。（表3）

設問(2)　死亡前1週間に新たに出現、または増悪した症状（複数回答）は、口腔内乾燥・出血13例、痰絡み10例、便秘5例、浮腫4例、嚥下障害3例、痛み2例の順でした。（表4）

設問(3)　起こりうる症状を予測し、気を付けて観察するポイントをおさえ、看取りケアプランに沿ったケアについて職員間で共通の理解のもとに統一して実施できましたか。（表5）
回答：実施できた　8例、概ねできた　19例。

設問(4)　起こった症状へのケアは？（表6）
回答：1．適切にできた　23例、2．適切にできなかった1例、3．適切かどうかわからない　3例。

設問(5)　看取り期の本人の表情は？（表7）
回答：1．常に穏やかだった　5例、2．穏やかな日が多

かった　12例、3．苦痛そうな日が多かった　10例、4．
常に苦痛そうだった　0例、5．どちらとも言えない　0
例。

設問(6)　看取り期の本人と家族との関わりは？（表8）
回答：1．十分あった　14例、2．どちらかと言えばあった
8例、3．あまりなかった　3例、4．全くなかった　2
例。

設問(7)　この方へ提供した看取り期における各ケアを、5
段階で評価してください。
評価：1．十分できた。2．まあ十分。3．どちらとも言え
ない。4．やや不十分。5．全く不十分。
結果（表9）：
　a．きめ細やかな配慮のもとの排泄、清潔ケア
　b．苦痛緩和と安楽な体位の工夫
　c．適切に訪室し、十分コミュニケーションをとる
　d．状態把握やバイタルサインチェックと経過の記録
　e．居室やベッド周りの清掃、環境整備
　f．状態と嗜好に合わせて食事の提供
　g．家族への支援や配慮、経過の説明などの項目について
　　　は、ほぼ満足できる程度に実施されていたが
　h．定期的なカンファレンスの開催と他職種連携が十分行
　　　われていなかった。

設問(8)　亡くなった方の最期の表情は？（表10）
回答：1．とても穏やか　15例。2．どちらかと言えば穏やか　10例。3．どちらかと言えば苦痛そう　1例。4．とても苦痛そう　1例。

設問(9)　看取った後のご家族の表情は？（表11）
回答：1．とても穏やか　10例。2．どちらかと言えば穏やか　13例。3．どちらかと言えば苦痛そう　1例。4．とても苦痛そう　2例。5．どちらともわからなかった　1例。

設問(10)　死後の処置について、感染対策をしっかり行い、本人の尊厳に配慮し、人生の最期をその人らしい外見に整え、家族への声かけなど心のケアへ配慮することができましたか？（表12）
回答：1．適切にできた　27例。2．適切にできなかった　0例。

設問(11)　看取った後のご家族の表情に「後悔」はありましたか？（表13）
回答：1．強い後悔があった　1例。2．どちらかと言えばあった　1例。3．どちらかと言えばなかった　12例。4．全くなかった　11例。5．わからなかった　2例。

設問(12)　看取り期間中と看取った後のご家族の言葉は：

(1)故人に対する思い、(2)看取り期間中のスタッフとの関係、(3)施設の対応へのご家族からの評価が述べられています。
（自由記述）

設問(13)　施設で行った看取りケアについて、ご家族がどの程度満足されていたか推測して下さい。(表14)
回答：1．とても満足　4例。2．やや満足　18例。3．どちらでもない　4例。4．やや不満　1例。5．とても不満　0例。（満足度　81.5%）

設問(14)　この方の生い立ち、家族との関わり、仕事関係のこと、施設に入ってからのことなどの生活歴や「この方らしさ」「こだわり」や「訴え」などを職員は把握できていましたか？（表15）
回答：1．十分できた　4例。2．ある程度できた　18例。3．どちらでもない　4例。4．やや不十分　1例。5．全く不十分　0例。

設問(15)　職員から見た施設内での日常療養生活における「この人らしさ」が述べられています。
（自由記述）

(注)「この人らしさ」とは、「内在化された個人の根幹となる性質で、他とは違う個人の独自性をもち、終始一貫している個人本来の姿、他者が認識する人物像であ

り、人間としての尊厳が守られた状態」と定義されています。

設問(16)　総合的にみて、この方への施設での看取りケアを5段階で評価して下さい。（表16）

回答：１．十分できた　５例。２．ある程度できた　17例。３．どちらでもない　４例。４．やや不十分　０例。５．全く不十分　０例。６．無回答　１例。

設問(17)　施設看取りについて、職員が感じたことは？

＊もう少し訪室して話をしてあげたかった。

＊新型コロナ感染症で面会禁止になってしまったけれど、もっと自由に面会ができたらよかったと思っている。

＊看取り開始時の説明から、そして看取り期に入ってからも、そのときどきの状態について担当医から説明されていたので本人は固より家族も安心していた。

＊症状に対しての対症的対応であったため、もっと気づいてあげられたらよかった。

＊もっとカンファレンスをすればよかった。

＊他職種間の連携をもっととれればよかった。

考察：看取りケアは普通の介護の延長というものの、やはり特殊であり、死に逝く人に寄り添うのは身体的ケアだけでなく、心のケアも大事であり、さらに倫理面も大事です。若い看取りケア担当者は、On the Job Training の一環として先輩

から指導をうけ、ACP の理念を勉強する必要があると考えます。

結語：今回は私どもの施設で過去約3年間に看取った27例を振り返り、今後 ACP の理念に沿った看取りができるよう研鑽を積んで参る所存です。（資料7）

■ ACP実践例

第16回東海・北陸ブロック老健大会　岐阜　令和2年（2020年）演題発表
演題：老健施設での ACP の経験に基づく提言
副題：「ターミナル」から「エンド・オブ・ライフ」へ
演者：小崎　武（資料8）
事例 H. N. 83歳女性（病名：ハンチントン病）の経験をもとに、ACP と（意思決定）代弁者について報告しました。

　H. N. さんは、夫が既に他界し、子どもがなく、身寄りがない方でした。豊明老健へ入所されている間に老衰が進みました。K弁護士が、3年前から委任後見人として遺言書を預かり、財産管理をしておられました。そこで令和元年（2019年）12月20日に、K弁護士、H. N. 様と懇意にしておられる知人2名、担当医、主任看護師、支援相談員の計6名で第1回 ACP（人生会議）を行いました。人生最終段階の医療・介護の決定プロセスまで話が進まず、改めて令和2年1月17日に H. N. 様の居室において、H. N. 様本人、K弁護

士、懇意にしている知人２名、担当医、フロアの看護師、リハビリ職員、管理栄養士、支援相談員９名が集まり、第２回のACPの話し合いを行い、本人の推定意思として胃瘻造設や経鼻栄養は希望しないとK弁護士が（本人の意思決定代理人ではなく）代弁者として結論を出し終了しました（詳細は第16回東海・北陸ブロック老健大会の抄録参照）。

　ACPは、「人生の最終段階を迎えたとき、その人らしく生きられるようにするには、どういう医療を受けたいかとか、どういう介護を受けたいかについて、医療者、介護者や家族とよく話し合い、その人らしい人生の選択・決定ができるよう支援するもの」です。

　英語圏の人たちの考え方であるACP（Advance Care Planning）を、厚生労働省は人生会議という愛称のもと本邦においてもその推進を図っています。

　医療法人清水会も、この理念を日常の医療・介護に生かしていこうということで、ACP担当チームを結成して、医療法人清水会各施設にも普及・実施することになりました。

　各施設でACPが実施できるようにACPシート（Questionnaire、資料９）が用意されましたので、これを活用して医療法人清水会の理念である「まごころ」の医療・介護の実践を更に強力に支え得るものと考えます。

　医療法人清水会では、ACP推進事業として令和７年４月から実施が予定されています。

■ 本書の総括

(I)　妻「典子」は、（人生の最終段階も含めて）自分の患っている病気の治療・介護のプロセスを家族と話し合い理解し、共有し、意思決定し、豊明老健で療養生活をしました。そして、施設職員のまごころの介護に満足し、穏やかに天国に旅立ちました。

(II)　当施設入所者の看取りは、「看取りを振り返っての調査結果」に表したように、本人・家族が概ね入所者の症状、治療方針、介護方針を理解し、共有し、同意して、看取り介護を受け、80％以上の方が「施設の看取り介護」に満足感を示されていました。

(III)　今後はエンド・オブ・ライフ・ケア（End Of Life Care：EOL Care）とACP（Advance Care Planning）の理念が、まだ十分浸透できていないところを反省し、職員に対するEOL CareとACPの理念を周知徹底し、当施設で看取りを受ける方の満足度90％以上を達成すべく、更なる努力が必要と考えます。

Ⅳ. 言葉の説明

1 ACPとは

- ACP（Advance Care Planning：人生会議）の定義にみられる欧米と日本の違い

Rebecca Sudore は、カリフォルニア大学サンフランシスコ校教授で、老年医学と緩和ケアを専門とする医師です。そしてACP 研究に関して、世界で最も著名な研究者かつ実践家です。

Sudore ら研究者の間では、英語圏でも専門分野などによって幅が見られましたが、ACP の定義を統一する必要性を認識し、主に米国とカナダから参加した五十余名の医師と研究者および法律家らと共にデルファイ法を用いて、ACPの定義について合意を形成しました。以下が合意に至ったACP の定義です。

ACP は、「年齢や健康の段階にかかわらず、成人が自らの価値観、人生の目的、将来の医療の選好について理解し、共有することを支援するプロセス」です。

この定義では、ACP は医療・介護を受ける一人ひとりの成人、即ち意思決定能力を有する人が、今後の医療に関して自分の価値観と人生の目的に照らして自分自身でよく考え理解し、共有することを支援するプロセスとして表現されてい

ます。

　そして、ACP における医療・介護従事者の役割は、こうして医療・介護の主体である本人がまず自分の意向をよく考え、そして自分で考えたことを自ら言語化することを支援することとされています。

　一方、日本老年医学会の「提言」では、ACP は以下のように定義されています。

「ACP は将来の医療・介護について、本人を人として尊重した意思決定の実現を支援するプロセスである」としています。

　この定義は、Sudore らの定義と複数の点において異なっています。

　まずは、医療・介護を受ける本人に対して、自分でよく考え、自分の価値観や選好を理解することを求め、それについて他者と共有することを支援するというアプローチではなく、医療・介護従事者に対し、本人を人として遇し、本人の意思を尊重するよう求めています。

　意思決定の主体である患者や利用者をどう捉えるかによる違いであり、更に意思決定がそもそもどのようになされるべきと考えているかによる違いであります。

　臨床上の意思決定について、北米では英米哲学の個人主義的な倫理思想を背景に、本人の「自律（Autonomy）」を重視する考え方が主流であることは、医療倫理および臨床倫理の分野においてよく知られています。

　一方、日本では、本人と家族や医療・介護従事者間の「関

係的自律（Relative Autonomy）」の在り方を大切にする考え方がより一般的と言えます。

　アジアの他の国でも、Relative Autonomy の考え方は、特に高齢者の ACP においては、重要であると報告されています。

■ 本人の意思の把握に関する考え方について

　日本老年医学会「提言」の定義では、「本人を人として尊重した意思決定を支援する」としました。「人として尊重」という表現は Sudore らの定義にも、西洋諸国の定義にも見当たりません。

　それにもかかわらずこの表現を採用したのは、忖度文化の日本においては、本人が自らの選択や意向として言語化したことは、必ずしも真意とは限らないという文化的な特徴を踏まえたことによります。自らの考えを率直に述べないことが求められる社会的な傾向を認識した上で採用した表現なのです。

　また「以心伝心」という言葉があるように、非言語的な表現であっても、家族や医療・介護従事者が本人の真意を察することも多々あります。

　そこで、「提言」の中に「本人の意思をよりよく尊重するために」という項目を設け、以下のように記載しています。「本人が意思決定能力を有すると判断された場合でも、本人が言語化したことは“気持ちの何らかの表現”であり、本人の意向そのものではないことも多くあります。医療・介護従事者は、本人が言語化した“意向”の背景に思いを致すこと

も大切です。」

　これは日本の歴史・文化によるところが大きいと思われます。高齢者の発言に限ったことではありません。日本人が何かを言語化する場合、周囲や関係者への配慮や遠慮がみられるのは通常のことです。特に明確な自己表現を控えることを伝統的に求められてきた日本社会においては、臨床上の意思決定の場において明確な意向を尋ねられても、躊躇する人が少なくないのは寧ろ自然です。提言ではこうした日本社会において、本人に敬意を払い、人として遇し、その意思を尊重するために、本人が言語化したことも、非言語で表現していることについても、慎重さをもって対応することを医療・介護従事者に求めています。

▪ 日本では「意思決定代理人」ではなく、「代弁者」

　Advance Directives（AD）が法律で決められている米国、カナダ、オーストラリアなどでは、その制度の中で「意思決定代理人」が法律上の立場として位置づけられていて、ACPでは意思決定代理人を決めることが大事です。

　日本では、本人が意思決定困難になった際に、臨床の現場では医師が家族に意向を確認します。特にエンド・オブ・ライフの意思決定では、本人よりも長男、長女が意思決定代理人となり、長男・長女を含めた家族の意向が尊重される傾向にあります。これは日本文化における家族の関係性のあり方によるものです。その結果、日本老年学会「提言」では、「意思決定代理人」という用語を用いず、「代弁者」という名

称を使用しています。

- 事前指示（AD：Advance Directives）について

　事前指示を法制化している国々では、ACP のプロセスにおいて事前指示を作成することに重点が置かれています。

　日本老年学会「提言」では、「本人の意向の文書化とその意味」という項目において、「LW（Living Will）などの事前指示書の作成は適切な時と場面において推奨される」と記載されており、必須ではありません。

（引用文献　会田薫子：「日本老年医学会『ACP 推進に関する提言』の意義」、Aging & Health, vol. 29, No. 4: 6–9. 2021.1）

2 「看取り」とは

「看取り」とはもともとは、「病人のそばにいて世話をする」、「死期まで見守る」、「看病する」という、患者を介護する行為そのものを表す言葉でしたが、最近では人生の最期（臨死期）における看取りをもって、単に「看取り」と言い表すことが多くなっています。このため、「看取り」は「緩和ケア（Palliative Care）、終末期ケア（Terminal Care）」や「エンゼルケア（Angel Care：死後処置）」と密接な関係にあります。

❸「緩和ケア、終末期ケア」と「看取り」

「緩和ケア、終末期ケア」は、近い将来に亡くなられることが予見される方に対し、患者本人の意向を尊重することを前提に、身体的、精神的、社会的、霊的苦痛（Spiritual Pain）をできるだけ緩和し、その人なりの充実した最期を迎えられるような介護・援助をすることを指します。緩和ケアと終末期ケアでは、ケアの対象疾患や対象となる病気の時期など、多少の違いはありますが、理念そのものはほぼ同じです。

❹「看取り」と「エンゼルケア」

　古来、日本では、亡くなられた方に対し「湯灌（ゆかん）」というお清めの葬送儀式が行われてきました。病院などで死を迎える人が多くなるにつれて、病院では綿詰めや清拭などを基本とした処置を行い、体を湯水へ入れ洗浄し、化粧や着替えを行う湯灌は帰宅後に業者により行われることが多くなりました。しかし、近年になり緩和ケア、終末期ケアの考え方が広がっていく中で、「エンゼルケア」という言葉が生まれました。エンゼルケアとは、死後の処置として従来から行われてきた処置だけでなく、死に立ち会う専門職という立場で、患者さんの死の直後から、ご家族への精神的ケアを含めてのできうる限りの援助を行い、さらに、その過程を通じて、援助する専門職自身の成長の糧としていくという、より広い意味で用いられることが多くなっています。

5 「看取り」と「延命治療」、「平穏死など」

「看取り」は、また「延命治療」との関係で取り上げられることも多くなっています。また、「死」を一つの切り口として、いずれも「延命治療」とは対極に位置づけられる、尊厳死、自然死、平穏死、満足死など多くの言葉が生まれています。

　欧米先進国の医療倫理・生命倫理の考え方が、国内で広まるにつれ、「病気」に対して「主治医が全て判断をし、治療を行う」という従来からのパターナリズム的なタイプではなく、治療の開始、不開始などの決定に際し、患者本人または家族の意向を最大限尊重することがより重視されるようになりました。このため、人を見ずに病気だけを診て治療する形で、延命治療が行われることについては、許容できない人が増えてきました。このような中で生まれてきたのが、自然死、平穏死などの考え方です。介護者の立場から見ると、それぞれは「自然な看取り」、「平穏に看取る」などと言い換えることができます。

6 エンド・オブ・ライフ・ケアとは

「エンド」は「おわり」、「ライフ」は「いのち」です。誰でもいつかは訪れる命の終わりについて考える人が、最期までその人らしく生きることができるように支援するケアです。年齢や健康状態や診断名を問いません。

体のつらさ、気持ちのつらさ、病気や体力の低下のために自分の役割が果たせなくなったときのつらさ、年を重ねるにつれ自分で判断することが難しくなったときのつらさ、自分のいのちはもう最期かもしれないと感じるときのつらさ、家族に迷惑を掛けたくないと考えるときのつらさ、金銭的に困ったときのつらさ、生活や医療における大切な選択をするときのつらさなど、いろいろなつらさに対してかかわり、いのちや生活の質を高めることを目指すケアです。

　エンド・オブ・ライフ・ケアも緩和ケアも、診断がついた時やいのちについて意識し始めた時に提供されるケアで、年単位で長期的に提供されるケアは、広義のエンド・オブ・ライフ・ケア（資料10）です。それに対して、半年、月単位、週単位、日にち単位といった限られた最期に提供されるケアは狭義のエンド・オブ・ライフ・ケア（資料11）です。

おわりに

　典子は、私と結婚してからは、私の両親の End of Life の世話をし、母親として立派に子育てをし、主婦としてしっかり家庭を守ってくれました。私は彼女のその努力に敬意を表しています。

　典子は、前期高齢者、後期高齢者と言われる年齢になり、いろいろ病気を患い、最期は豊明老人保健施設で看取ることになりました。

　現代社会では、死は人々の前から遠ざけられていますが、私は夫として、医師として、二人称の立場で妻を看取ってきましたので、その経過を若干記録していました。それを文字にして残したいと思い、今回纏めました。

　高齢多死社会の今日、病院、施設、そして自宅でも亡くなるときは、ACP の理念に沿って、その方の尊厳を守り、その人らしく看取られることを願って、End of Life Care について、私の思いを若干述べさせていただきました。

　ご批判を賜ることができますれば幸甚にございます。

　表紙の花の絵は沖縄の花（デイゴ）です。花言葉は愛、生命、活力です。我が家の庭で4月から5月に咲き、故典子が大変好きな花でした。

著者

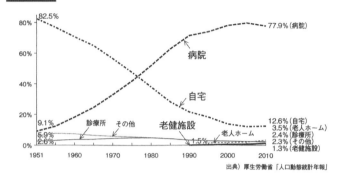

出典）厚生労働省「人口動態統計年報」

資料2

障害高齢者の日常生活自立度（寝たきり度）

(1) 判定の基準

調査対象者について、調査時の様子から下記の判定基準を参考に該当するものに〇印をつけること。
なお、全く障害等を有しない者については、自立に〇をつけること。

生活自立	ランクJ	何らかの障害等を有するが、日常生活はほぼ自立しており独力で外出する 1. 交通機関等を利用して外出する 2. 隣近所へなら外出する
準寝たきり	ランクA	屋内での生活は概ね自立しているが、介助なしには外出しない 1. 介助により外出し、日中はほとんどベッドから離れて生活する 2. 外出の頻度が少なく、日中も寝たり起きたりの生活をしている
寝たきり	ランクB	屋内での生活は何らかの介助を要し、日中もベッド上での生活が主体であるが、座位を保つ 1. 車いすに移乗し、食事、排泄はベッドから離れて行う 2. 介助により車いすに移乗する
	ランクC	1日中ベッド上で過ごし、排泄、食事、着替において介助を要する 1. 自力で寝返りをうつ 2. 自力では寝返りもうてない

※判定に当たっては、補装具や自助具等の器具を使用した状態であっても差し支えない。

資料3

認知症高齢者の日常生活自立度

(1) 判定の基準

調査対象者について、訪問調査時の様子から下記の判定基準を参考に該当するものに○印をつけること。

なお、まったく認知症を有しない者については、自立に○印をつけること。

【参考】

ランク	判　断　基　準	見られる症状・行動の例
I	何らかの認知症を有するが、日常生活は家庭内及び社会的にほぼ自立している。	
II	日常生活に支障を来たすような症状・行動や意思疎通の困難さが多少見られても、誰かが注意していれば自立できる。	
II a	家庭外で上記IIの状態がみられる。	たびたび道に迷うとか、買物や事務、金銭管理などそれまでできたことにミスが目立つ等
II b	家庭内でも上記IIの状態が見られる。	服薬管理ができない、電話の応対や訪問者との対応など一人で留守番ができない等
III	日常生活に支障を来たすような症状・行動や意思疎通の困難さが見られ、介護を必要とする。	
III a	日中を中心として上記IIIの状態が見られる。	着替え、食事、排便、排尿が上手にできない、時間がかかる。やたらに物を口に入れる、物を拾い集める、徘徊、失禁、大声・奇声をあげる、火の不始末、不潔行為、性的異常行為等
III b	夜間を中心として上記IIIの状態が見られる。	ランクIII aに同じ
IV	日常生活に支障を来たすような症状・行動や意思疎通の困難さが頻繁に見られ、常に介護を必要とする。	ランクIIIに同じ
M	著しい精神症状や問題行動あるいは重篤な身体疾患が見られ、専門医療を必要とする。	せん妄、妄想、興奮、自傷・他害等の精神症状や精神症状に起因する問題行動が継続する状態等

2021年介護報酬改定においてのターミナルケア加算の変更点について

【概要】
○介護老人保健施設における中重度者や看取りへの対応の充実を図る観点から、ターミナルケア加算の算定要件の見直しを行うとともに、現行の死亡日以前30日前からの算定に加え、それ以前の一定期間の対応についても新たに評価する区分を設ける。
○あわせて、サービス提供にあたり、本人の意思を尊重した医療・ケアの方針決定に対する支援に努めることを求めることとする。

【単位数】

死亡日45日前〜31日前	80単位/日（新設）
死亡日30日前〜4日前	160単位/日
死亡日前々日、前日	820単位/日
死亡日	1,650単位/日

【算定要件等】
○ターミナルケア加算の要件として、以下の内容等を規定する。
　・「人生の最終段階における医療・ケアの決定プロセスに関するガイドライン」等の内容に沿った取組を行うこと。
　・看取りに関する協議等の場の参加者として、支援相談員を明記する。
○施設サービス計画の作成に係る規定として、以下の内容等を通知に記載する。
　・施設サービス計画の作成にあたり、本人の意思を尊重した医療・ケアの方針決定に対する支援に努めること。

看取り事例数の推移

暦年	看取り事例数
2018	17
2019	22
2020	21
2021	28
2022	38

ACP（Advance Care Planning）理念実践
……看取り自験27例の検討結果……

　　医療法人　清水会
　　豊明老人保健施設
　　医師　　　小崎　　武
　　看護師長　永野星美

はじめに：ACP（Advance Care Planning）の理念に沿った終末期介護を目指し、過去３年間に当施設で看取った27例を振り返り、今後改善する必要がある課題とその解決法を検討した。

対象：対象例27例中70歳代は６例（22.2％）、80歳代は８例（29.6％）、90歳代は11例（40.7％）、100歳代は２例（7.4％）であった。

方法：師長が「看取りケアの振り返りシート」を作成した。このシートに看取りを担当した看護師が回答した結果を集計し、纏めた。

結果：１．看取り期に起こりうる症状を予測し、気を付けて

観察するポイントを理解し、看取りケアプランに沿ったケアについて情報を共有して、統一して実施できたかという質問に、(a)「実施できた」が8例（29.6％）。(b)「概ねできた」が19例（70.4％）。

２．看取り期の本人と家族の関わりについては、(a)「十分あった」が14例（51.9％）。(b)「どちらかと言えばあった」が8例（29.6％）。

３．看取り期に提供できたケア・サービス等について、(a) きめ細やかな配慮のもとの排泄、清潔のケア、(b) 苦痛緩和と安楽な体位の工夫、(c) 適切に訪室し、十分コミュニケーションをとる、(d) 状態把握やバイタルチェックと経過の記録、(e) 状態と嗜好に合わせて食事の提供、(f) 家族への支援や配慮、経過の説明の項目については、ほぼ満足できる程度におこなわれていたが、(g) 定期的なカンファレンスの開催と多職種連携が十分おこなわれていなかった。

４．看取った方の最期の表情は、(a) とても穏やかが15例（55.6％）、(b) どちらかと言えば穏やかが10例（37％）。

５．施設での看取りケアについて、家族の満足度は、(a) とても満足が4例（14.8％）、(b) やや満足が10例（37.0％）、(c) どちらでもないが4例（14.8％）。

６．看取った方の生活歴や「この人らしさ」など職員が把握していた程度は、(a) 十分が4例（14.8％）、(b) ある程度できたが18例（66.7％）、(c) どちらでもないが4例

（14.8％）、(d) やや不十分（3.7％）。

7．この方への施設での看取りケアを5段階で評価すると、(a) 十分できたが5例（18.5％）、(b) ある程度できたが17例（63.0％）、(c) どちらでもないが4例（14.8％）。

8．施設看取りについて、職員が感じたことは（自由記述）。

＊もう少し訪室して話をしてあげたかった。もっと好きなものを食べてもらいたかった。

＊新型コロナ感染症で面会禁止になってしまったけれど、もっと自由に面会ができたらよかったと思っている。

＊看取り開始時の説明から、そして看取り期に入ってからも、そのときどきの状態について担当医から説明されていたので本人は固より家族も安心していた。

＊症状に対しての対症的対応であったため、もっと気づいてあげられたらよかった。

＊もっとカンファレンスをすればよかった。

＊多職種間の連携をもっととれればよかった。

考察：看取りケアは普通の介護の延長というものの、やはり特殊であり、死に逝く人に寄り添うのは身体的ケアだけでなく、心のケアも大事であり、さらに倫理面も大事である。若い看取りケアの担当者は、On the Job Training の一環として先輩から指導をうけ、ACP の理念を勉強する必要があると

考える。

結語：今回は私どもの施設で過去３年間に看取った27例を振り返り、今後ACPの理念に沿った看取りができるよう研鑽を積んで参る所存である。

「人生の最終段階における医療・ケア」振り返りシートを使用し、

２７事例の集計

　当施設で看取りケアをおこない、2018年9月から2020年4月迄の期間に看取り振り返りシートに記入のある27名の暦年月別対象者数（表1）と看取ったときの年齢別対象者数（表2）は下記の通りである。

表　1　　看取りの月別対象者数

暦年	1	2	3	4	5	6	7	8	9	10	11	12	計
2018									1	3		1	5
2019	2			2	3		3	2	1	1	1	2	17
2020	3		1	1									5

表　2　　年齢別の対象者数

年齢別対象者数	70歳代	80歳代	90歳代	100歳代	計
看取り数	6	8	11	2	27

設問（1）死亡前1か月に新たに出現、または増悪した症状（複数回答可）

表　3　　死亡1か月前に出現または増悪した症状　　（複数回答可）

症状	頻度	症状	頻度
食欲減退	8	変わりなし	3
口腔内乾燥・出血	7	息切れ	2
痰絡み	6	嚥下障害	2
噎せ	6	咳嗽	1
痛み	5	嘔気	1
便秘	5	拘縮	1
浮腫	4	血圧低下	1

1

設問（2）死亡前1週間に新たに出現、または増悪した症状（複数回答可）

表 4　死亡前1週間に出現または増悪した症状（複数回答可）

症状	頻度		症状	頻度
口腔内乾燥・出血	13		褥瘡	2
痰絡み	10		変わりなし	2
便秘	5		傾眠傾向	1
浮腫	4		夜間発熱	1
嚥下障害	3		食欲減少	1
痛み	2		黄疸	1
息切れ			四肢拘縮	1

設問（3）起こりうる症状の予測、気を付けて観察するポイント、看取りケアプランに沿ったケア等職員間で共通理解し、統一して実施できましたか。

表 5　職員間で共通の理解のもと、統一してケアを実施

	事例数
1 実施できた	8例
2 概ねできた	19例
3 どちらでもない	0例
4 あまりできなかった	0例
5 できなかった	0例

設問（4）起こった症状へのケア

表 6　看取り期に出現した症状へのケア

	事例数
1 適切にできた	23例
2 適切にできなかった	1例
3 適切かどうかわからない	3例

2

設問（5）看取り期の本人の表情

表 7　　　　看取り期の本人の表情

	事例数
1　常に穏やかだった	5例
2　穏やかな日が多かった	12例
3　苦痛そうな日が多かった	10例
4　常に苦痛そうだった	0例
5　どちらとも言えない	0例

設問（6）看取り期の本人と家族との関わり

表 8　　看取り期の本人と家族との関わり

	事例数
1　十分あった	14例
2　どちらかと言えばあった	8例
3　あまりなかった	3例
4　全くなかった	2例
5　どの程度関わっていたかは知らない	0例

設問（7）この方へ提供した看取り期における各ケアを、5段階で評価してください。
評価：1十分できた。2まあ十分。3どちらともいえない。4やや不十分。
　　5全く不十分。

表 9　　　施設での看取り期における各ケアの5段階評価

各ケアの5段階評価	1	2	3	4	5
1　きめ細やかな排泄、清潔保持の提供	13	13	0	1	0
2　苦痛の緩和と安楽な体位の工夫	12	10	5	0	0
3　きめ細やかな訪室と十分コミュニケーション	14	12	1	0	0
4　状態把握やバイタルチェックと経過の記録	19	6	2	0	0
5　定期的なカンファレンスの開催と他職種連携	2	8	9	8	0
6　居室やベッド周りの清掃、環境整備	3	19	1	4	0
7　状態と嗜好に応じた食事の提供、食事、水分の把握	12	13	2	0	0
8　家族への支援や配慮、経過の説明など	16	8	2	1	0

3

設問（8）亡くなった方の最期の表情はどうでしたか。

表 10　　　亡くなった方の表情はどうか

	事例数
1　とても穏やか	15例
2　どちらかと言えば穏やか	10例
3　どちらかと言えば苦痛そう	1例
4　とても苦痛そう	1例
5　どちらともわからなかった	0例
6　最期に会わなかった	0例

設問（9）看取った後のご家族の表情はどうでしたか。

表 11　　　看取った後のご家族の表情

	事例数
1　とても穏やか	10
2　どちらかと言えば穏やか	13
3　どちらかと言えば苦痛そう	1
4　とても苦痛そう	2
5　どちらともわからなかった	1
6　家族に会わなかった	0

設問（10）死後の処置について、感染対策をしっかり行い、本人の尊厳に配慮し人生の最期をその人らしい外見に整え、家族への声かけなどの心のケアへ配慮することができましたか。

表 12　　　死後の処置について

心のケアへの配慮	事例数
1　適切にできた	27
2　適切にできなかった	0
3　わからない	0
4　処置をしなかった	0

4

設問（１１）看取った後のご家族の表情に「後悔」はありましたか。
表　13　　看取った後のご家族の表情

	事例数
1　強い後悔があった	1
2　どちらかと言えばあった	1
3　どちらかと言えばなかった	12
4　全くなかった	11
5　わからなかった	2
6　家族に会わなかった	0

設問（１２）看取り期間中、または看取った後、ご家族から聞いた言葉があれば、できるだけそのまま記入して下さい。
家族から聞いた言葉など：
*「なんで、俺が来たら直ぐに」「電話に気づかんかったんで」「お父さんとこいかんで！」と叫んでいた。
*看取り期間中、食思不振がみられた為、家族から「点滴してほしい」と希望された。
*ゆっくりお別れができてよかった。
*孫が手を握って泣いていた。声掛けもしていた。
*お世話になりました。ありがとうございました。
*昨日お葬式が終わりました。どうも有難うございました。
*長いこと付いていられないけど、何かあれば言って下さい。
*長女様とスタッフ間でトラブルもあったが、担当医、ワーカーを交えて IC を繰り返した結果、家族から労いの言葉や「お世話になります」という言葉が聞かれた。
*4人部屋で看取りを行っていたが、血圧が下がり個室に移動していただいたところへ、ご家族が来られ少しの時間ご家族だけで過ごしていただいたら、「有難うございました」との言葉があった。
*孫は医者で淡々と受け入れていたが、娘様は死が怖いと言われ、少し取り乱されていた。遺体を見るのも怖いと。
＊老健で看取りをお願いします。
＊孫様、娘様から「有難うございました。」よくしていただいて、本当に有難うございました。
*お疲れ様です。本当に有難うございました。
*看取り期間中、食事介助を行っていただいたり、本人様の食べれそうな果物を持参していただきました。
最後の時は息子さんが付き添っていただき、「看護婦さん、たいへんですね。有難うございます」と声をかけていただきました。

5

*当施設で最後を看取ってもらうことが出来て、嬉しかったです。
*娘さんより「少しでも長生きしてほしい」との言葉が聞かれた。
*お世話になりました。有難うございました。「好きに生きてこれてよかったね」と本人と。
*娘さんより「これで義父と縁が切れる」と。

設問（13）施設で行った看取りケアについて、ご家族がどの程度満足されていたか推測して下さい。

表 14　施設での看取りケアにつて、家族の満足度は

	事例数
1 とても満足	4
2 やや満足	18
3 どちらでもない	4
4 やや不満	1
5 とても不満	0

設問（14）この方の生い立ち、家族との関わり、仕事関係のこと、施設に入ってからのことなどの生活歴や「この方らしさ」「こだわり」や「訴え」などを職員は把握できていましたか。

表 15　　　看取った方の生活歴や「この方らしさ」などを職員が
把握していた程度
は:

	事例数
1 十分できた	4
2 ある程度できた	18
3 どちらでもない	4
4 やや不十分	1
5 全く不十分	0

設問（15）職員が把握していた「この人らしさ」は具体的にどんなことでしたか。
「この人らしさ」について:
*家族思いの方、ユーモアがあった。人を思いやれる人でした。
*一人で寂しく過ごされないようにしていた。顔を見るたびに声掛けしていた。
*食に対して執着心のある人、お話好きで、人当たりの良い方。家族が食事介助するとき、頑張って食べているように見えた。
*寒がりな方で暖かいところが好きだった。日光浴をよくしていた印象がある。

6

＊ターミナル期間中も食事や口腔ケアを自分で行おうと頑張っていた。
頑固なところがあった人、気が強い人。

＊自分で何でもやろうとする意識をもっておられました。自分のことは自分でやる主義。最期まで自分の足で歩き、行動できていた。

＊入所後徐々に会話が出来なくなり、脳腫瘍の影響なのか、表情は乏しく「この人らしさ」を引き出すことが難しかった。帽子や服を褒めると笑顔になることもあった。

＊可愛らしい方で、はっきり嫌なことは嫌と言われるが、職員から好かれ、長寿を全うされた。カラオケ、習字、俳句に興味。手紙を書いたり、自分の楽しみを持ってみえた。

＊マイペースな方。お元気な頃、いつも「起こして！」と言われ、皆と同じ場所で過ごされていた。一人では寂しいので、「この人らしさ」をどのように介護、看護に生かせるか、考えさせられた。

＊元気な時は穏やかな方で、我慢強い人。甘え上手でかまってあげたくなるタイプ、頑固な面もある。最後までトイレに行きたがった。車いすを使うことも嫌がって、バギーで歩こうとされた。嫌なことは嫌と言える人。

＊桜の花をストレッチャーに乗って見に行った。曾孫の顔を見ることができた。

＊独りで過ごされていた為、自分のやりたいように生活されており、本人様の意思にすこしでも添えるように対応することに心がけました。

＊長崎・平戸へ帰してあげたかった。

＊意志のはっきりされた方で、本人様の訴えを尊重しケアを行いました。ケアの後「有難う」との言葉をかけていただくこともありました。

＊本人様の意志が固く、食事介助時拒否の際は手で介助者を払いのけたり、口の中のものを吐き出されてしまう。

＊職員に気を使って「有難う」など笑顔で話してくれた。穏やか。

＊ご夫婦で1階へ行かれ、新聞を読んだり会話をしたりしていた。職員の前では夫を「おっさん」と呼ぶも、二人の時は「清仁さん」と呼んでいた。

設問（１６）総合的にみて、この方への施設での看取りケアを5段階で評価して下さい。

表　16　　　　　この方への施設での看取りケアを
5段階で評価する
と：

	事例数
1　十分できた	5
2　ある程度できた	17
3　どちらでもない	4
4　やや不十分	0
5　全く不十分	0
6　無回答	1

設問（17）この事例について、職員が気になっていること、後悔していること、適切にできなかったこと、本人の安心のために工夫できたこと等があれば記入して下さい。

職員の感想など：

*もう少し訪室して話をしてあげたかった。もっと好きなものを食べてもらいたかった。コロナで面会禁止になってしまったので、面会出来たらよかったと思っている。

*その時の状態に応じて担当医から説明していたので、家族の意向に沿って対応できた。

*最後まで家族に夕食の介助をしてもらい、看取られた。

*話されていることが聞き取りにくく、本人の希望通り対応できたのか気にかかった。

*苦痛表情が多くみられた為緩和ケアを工夫して行う必要がある。

*モニターが詰め所で見れればいいと思います。訪室したときには、独りで亡くなっていました。

*ご自身からコミュニケーションをとる方でなかったため、ご本人の思いを聴くことが出来なかった。

*入退院を繰り返されて、自発言語が乏しくなり、看取り期では唸り声と苦痛様表情が多くみられ、苦痛の緩和に努めることの難しさを痛感した。

*看取り期に入って、全身拘縮のため殆どベッド上の生活。体調がよかったときは車いすでフロアへ出かけられていた。

*左下肢の褥瘡の処置が大変でした。

*開口も困難になっていたが、適切なケアを行う工夫を検討・実施できなかった。

*個室と言えどドアを開けた時、目隠しがなかった。

*症状に対しての対応であったため、もっと気づいてあげたらよかった。死後の処置の際義歯が合わなくて、使用したほうがよいか、迷ってしまった。

*好きな甘酒を最後までのめたのは家族の協力があってのことだと思う。

*今回の看取りはご家族の都合での看取りとなり、数日で看取ることになるからと、最初から思ってのケア開始であった。
今思えば、その数日でも好きな音楽を流してあげたりとできることはあったのでは　との後悔が残りました。

*大部屋であったため、医師の死亡確認の声が同室者に聞こえ影響があり、同室者にご迷惑をお掛けしました。できれば看取りのときは個室に移していただき、ゆっくり過ごしてほしかった。

*もっとカンファレンスをすればよかった。他職種間の連携をもっととれればよかった。

8

老健施設でのACPの経験に基づく提言
〜「ターミナル」から「エンドオブライフ」へ〜

愛知県　豊明老人保健施設
発表者：医師　小崎　武

【はじめに】ACP は病院だけでなく、介護の現場でも活用するように平成30年3月14日付で厚労省よりガイドラインが送られてきた。

【目的】私ども老健の医療・介護チームは、人生の最終段階において入所者とその家族に ACP の理念に沿って、その人の生き方を尊重し繰り返し話し合い、本人の意思を聴き、チームで支え、本人の意思に即した医療・介護を提供するようにしている。

【方法・結果】事例 H. N. 83歳女性。病名：ハンチントン病。家族に関しては子供がなく、夫は既に他界。独居で、近くに身寄りがない。心肺停止のとき蘇生不要の記載がある。現病歴：若い頃からF医大病院でハンチントン病の診断のもと通院し、診療を受けている。平成27年7月28日転倒し、腰痛

が酷かったため T 病院を受診し第 12 胸椎圧迫骨折の診断で
ギプス固定を受けた。平成 27 年 9 月 14 日当施設へ入所。令
和元年 7 月頃から徐々に食欲がなくなり、令和元年 7 月に
体重は 46.6 kg あったのが令和元年 12 月には 34.7 kg 迄減少
した。そこで令和元年 12 月 20 日施設内で第 1 回 ACP 面談
を行った。出席者は、3 年前から委任後見人をしておられ、
Living Will の書類を預かっておられる K 弁護士並びに昔から
H 様と懇意にしておられる知人 2 名。ご本人は当日気分が悪
いと言って参加されなかった。施設側からは担当医、主任看
護師、支援相談員の計 6 名で話し合った。担当医から H 様は
ハンチントン病を患っておられ、病気そのものと同時に年齢
も進んで食欲が減少し、この半年間で約 12 kg 減って、体力
の衰えが顕著と説明。K 弁護士から病院へ移る必要はないか
と質問があり、担当医からハンチントン病は遺伝性の病気
で、脳神経の進行性変性疾患であり、有効な治療法がないの
で、上手に介護して H 様らしく生活していただくことである
と説明。病院受診が必要な場合は連携している A 病院へ紹介
する。老衰の兆候だけの場合は、施設で看取り介護をさせて
いただくと話した。知人 O 様は週 1 回面会に来るので、食べ
られそうなものを少しずつ持ってきて食べてもらうようにす
ると話された。以上 1 回目の面談は終了。第 2 回 ACP 面談
は令和 2 年 1 月 17 日 H 様の居室で、ご本人、K 弁護士、知
人 2 名、担当医、フロアの看護師、リハビリ職員、管理栄養

士、支援相談員の計9名で行った。ハンチントン病の症状が進み、全身衰弱と認知症症状が強く、H様の自発的発言はなかった。K弁護士と知人2名は、ご本人の推定意思として食べられなくなって体重が減っても胃瘻造設や経鼻栄養は希望しないと言われた。そこで担当医から、「お忙しい方々に度々揃っていただくことは難しいと思うので、この際ターミナルケアプランを作成しておきたい」と説明し、了承され、K弁護士が計画書に署名された。

【考察】高齢多死社会の日本では、地域包括ケアシステムの観点からACPは重要な考え方で、広く普及が期待されている。しかし、厚労省のガイドラインの中で突然、今後の表現として用語「終末期医療」は使わないで用語「人生の最終段階における医療」を使うとなっていた。ACP（Advance Care Planning）の推進は国民全体が一定の認識を共有し、その土台の上に医療や介護の在り方を検討し、構築していく必要がある。

【結語】事例 H. N. 83歳女性（病名：ハンチントン病）にACPを行ったので、用語の使い方について提言を加え報告する。

アドバンス・ケア・プランニング（ACP）

最後まであなたらしく生きるために

もしものときに備えて、あなたが希望する医療やケアについて考えてみませんか？
あなたの信頼する人や医療者といっしょに、あなたらしい最後の過ごし方を話し合って
いくことをアドバンス・ケア・プランニング（ACP）といいます。

誰でもいつ、もしものときを迎えるかわかりません。今のうちから信頼する人や医療者
と話し合ってあなたの希望を伝えておくことで、意思表示できない状況になってもあな
たらしい生き方が大切にされます。親しい人たちの精神的負担も軽くなるでしょう。

アドバンス・ケア・プランニングに法的な拘束力はありませんし、必ず行わなければな
らないものでもありません。またその時々の状態に応じて、何度でも書き直すことがで
きます。

アドバンス・ケア・プランニングシート

記入日　令和＿＿＿年＿＿月＿＿日　　氏名＿＿＿＿＿＿＿＿＿＿＿＿＿

※あてはまるものに印を付けてください。複数でもかまいません。

① もし余命が限られているとしたら、あなたにとって大切なことはなんですか？
　　□仕事や社会的な役割を続けられること　　□自分の好きなことができること
　　□身の回りのことが自分でできること　　　□できる限りの治療を受けること
　　□家族や親しい人と時間を過ごすこと　　　□家族の負担にならないこと
　　□その他【　　　　　　　　　　　　　】
　　その理由を書いてみましょう。

　　＿＿＿＿＿＿＿＿＿＿＿＿＿＿＿＿＿＿＿＿＿＿＿＿＿＿＿＿＿＿＿＿＿＿＿＿
　　＿＿＿＿＿＿＿＿＿＿＿＿＿＿＿＿＿＿＿＿＿＿＿＿＿＿＿＿＿＿＿＿＿＿＿＿
　　＿＿＿＿＿＿＿＿＿＿＿＿＿＿＿＿＿＿＿＿＿＿＿＿＿＿＿＿＿＿＿＿＿＿＿＿

② あなたにとって「これだけは最期までやり続けたい」と思うことはなんですか？
　　□親しい人とコミュニケーションが取れること　　□飲んだり食べたりできること
　　□自分でトイレができること
　　その他自由に書いてみましょう。

　　＿＿＿＿＿＿＿＿＿＿＿＿＿＿＿＿＿＿＿＿＿＿＿＿＿＿＿＿＿＿＿＿＿＿＿＿
　　＿＿＿＿＿＿＿＿＿＿＿＿＿＿＿＿＿＿＿＿＿＿＿＿＿＿＿＿＿＿＿＿＿＿＿＿

③ もしあなたが治る見込みがないほどの重体になった場合、どのような治療やケアを
受けて過ごしたいですか？
□少しでも長く生きられるよう、できる限りの治療を受けたい。
□痛みや苦しさを和らげる治療を優先してほしい。
□できるだけ治療はせず、自然な形で最期を迎えたい。
□わからない。
その理由も書いてみましょう

_____
_____

④ 先の質問に関連して、逆に「こんな治療やケアは受けたくない」と思うものはあり
ますか？
例：鼻からのチューブ栄養、手足を抑えられる、沢山の点滴など
具体的に挙げてみてください。

_____

⑤ もし自分の意思を伝えられなくなったとき、あなたに代わって判断してくれる方
（代弁者）はどなたですか？
□配偶者（夫・妻）氏名_____　　□子　氏名_____
□きょうだい　氏名_____　　□友人・知人　氏名_____
□その他　氏名_____　　□頼める人はいない
その方に決めた理由を教えてください。

_____

その方に、あなたに代わって判断してもらうことを直接伝えてありますか？
□伝えている　　　　　□まだ伝えていない

⑥ 人生の最後をどこで過ごしたいですか？
□自宅　　□病院　　□施設　　□その時の状況による　□その他_____
その場所を選んだ理由やお考えをお書きください。

_____

⑦ よろしければ、これまでの人生で一番幸福を感じた（楽しかった）時のことをお書
きください。

_____
_____

相生山病院 ACP 委員会　担当（　　　　　）　2024 年 1 月作成

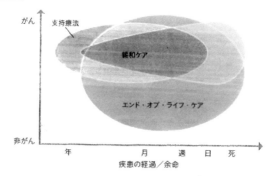

出典／EAPC（European Association for Palliative Care）：White Paper on standards and norms for hospice and palliative care in Europe：part 1, European Journal of palliative care, 16（6）：289, 2009. http://www.eapcnet.eu/LinkClick aspx?fileticket=f63pXXzVNEY%3D&tabid=735（最終アクセス日：2017/8/10）

エンド・オブ・ライフ・ケアの概念（広義）

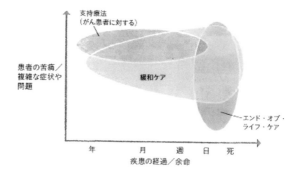

出典／EAPC（European Association for Palliative Care）：White Paper on standards and norms for hospice and palliative care in Europe：part 1, European Journal of palliative care, 16（6）：289, 2009. http://www.eapcnet.eu/LinkClick aspx?fileticket=f63pXXzVNEY%3D&tabid=735（最終アクセス日：2017/8/10）

エンド・オブ・ライフ・ケアの概念（狭義）

小崎　武（こざき　たけし）

昭和10年７月11日生まれ
昭和37年３月　名古屋大学医学部卒業
昭和42年３月　名古屋大学大学院修了　医学博士の学位を取得
昭和48年９月〜56年９月　名古屋第一赤十字病院小児科部長
昭和56年10月〜平成13年３月31日　国立名古屋病院小児科医長
昭和56年10月〜平成13年３月　藤田保健衛生大学医学部客員教授
平成13年４月〜平成15年８月　（岐阜）河村病院副院長
現在　医療法人清水会豊明老人保健施設勤務
第19回日本小児心身医学会会長

著書『小児心身症の外来治療』編著（ヒューマンティワイ）
　　　『世界初の人工舌で「夢の会話」に生き甲斐』（東京図書出版）

妻「典子」を看取って

施設での ACP 実践とまごころの看取り

2024年6月24日　初版第1刷発行

著　　者　小崎　　武

発 行 者　中田典昭

発 行 所　東京図書出版

発行発売　株式会社 リフレ出版
　　　　　〒112-0001　東京都文京区白山 5-4-1-2F
　　　　　電話 (03)6772-7906　FAX 0120-41-8080

印　　刷　株式会社 ブレイン